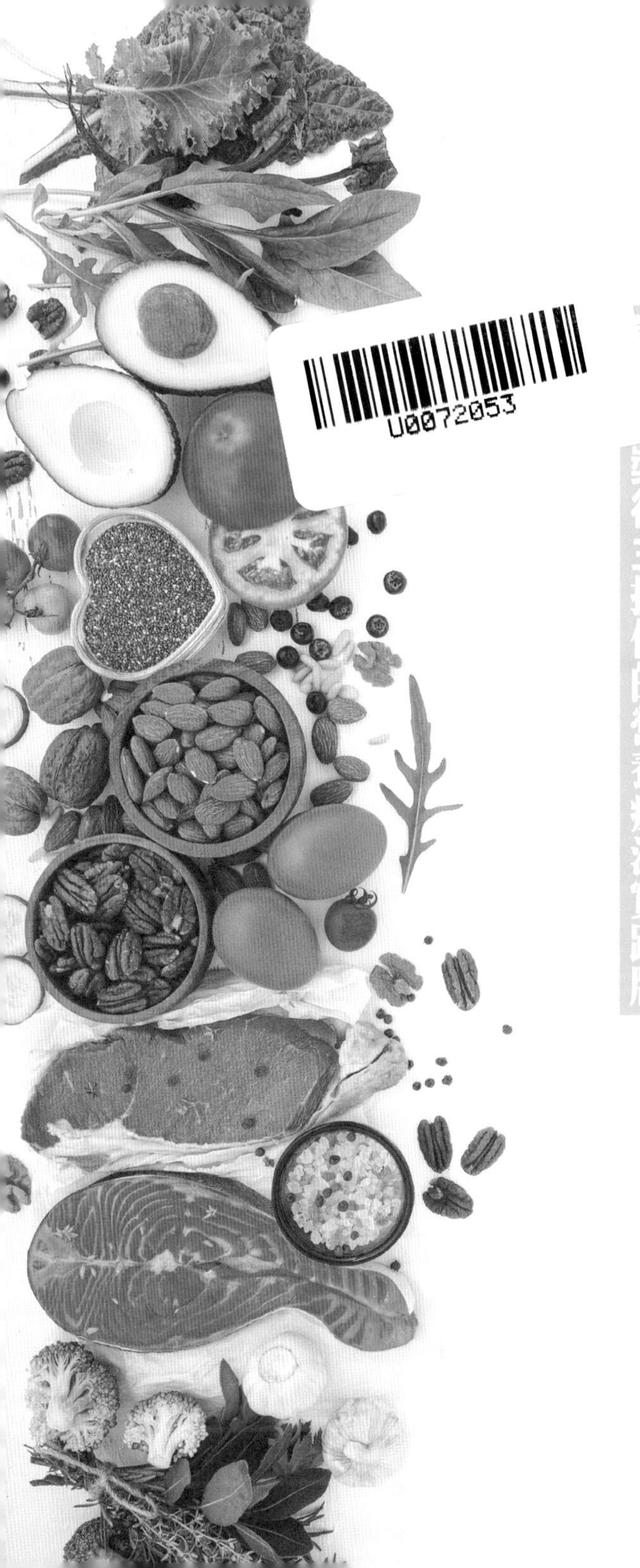

不生病的解毒飲食法

諾貝[illegible]獎得主提倡的營養療法實踐版

小垣佑一郎——著

幾乎所有疾病
都是營養不良
造成的。

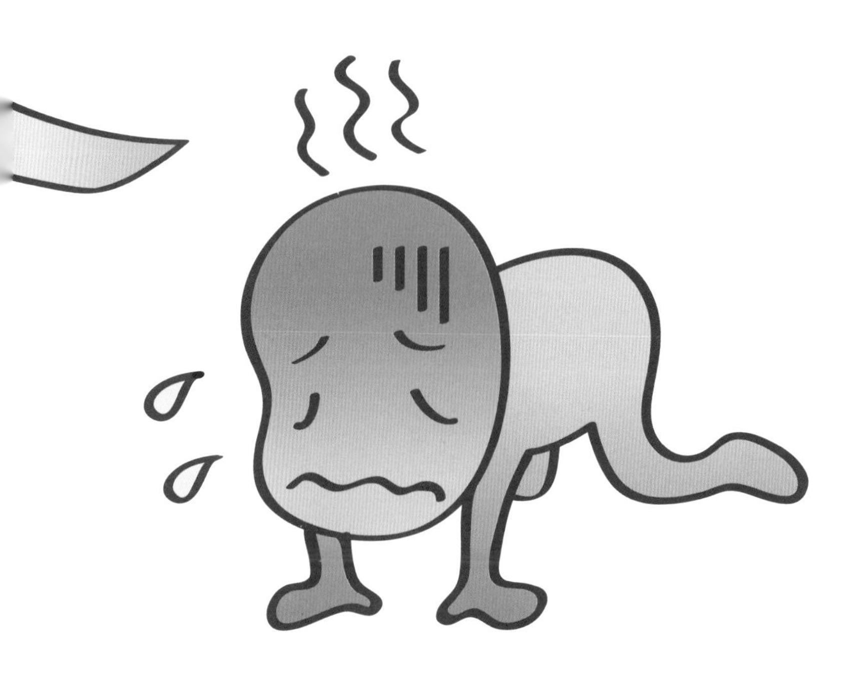

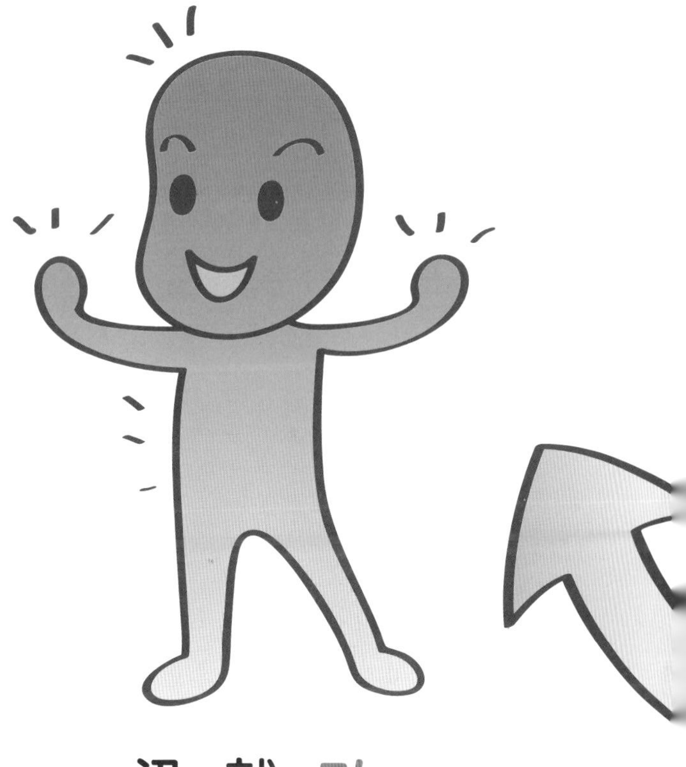

改變攝取的食物
就能從細胞開始
迅速恢復健康活力！

這就是解毒飲食法。

解毒飲食法的基本營養素

攝取能製造、傳送細胞能量來源 ATP（三磷酸腺苷）的營養素。

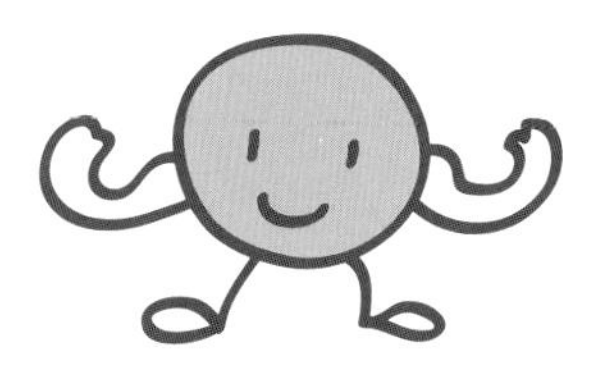

蛋白質

構成人體所有組織的材料，會被分解為胺基酸，成為產生ATP的原料。

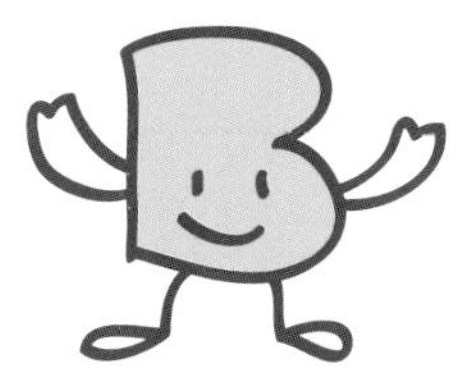

維生素B群

協助酵素代謝的輔酶，可以和蛋白質交互反應產生ATP。

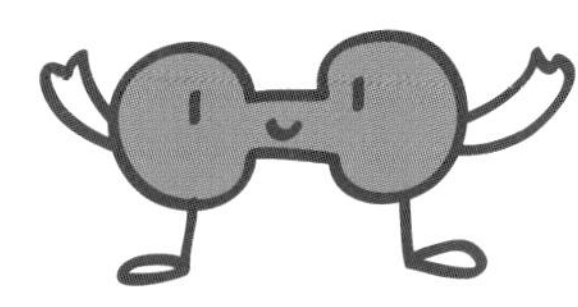

血基質鐵

ATP在細胞中發揮功能時不可或缺的營養素。

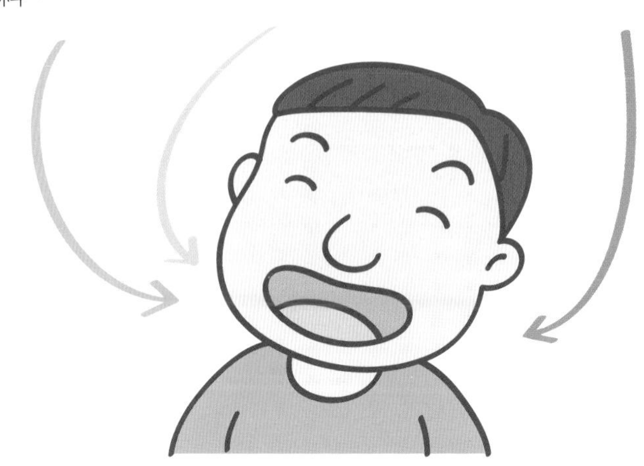

改善腸道環境的體內排毒

利用膳食纖維（洋車前子）把腸道清乾淨。

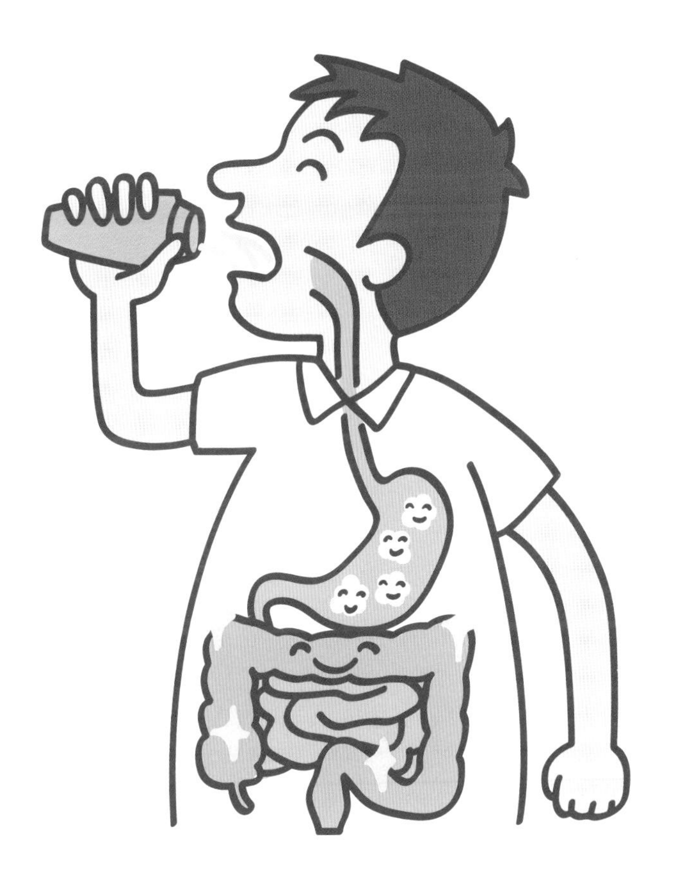

一天4g，用200cc～300cc的水搖勻溶解後飲用。

清除口腔細菌的刷牙方式

飯前飯後，像用掃把掃掉髒汙般，
以牙刷進行刷牙的動作。
可以不必使用牙膏。

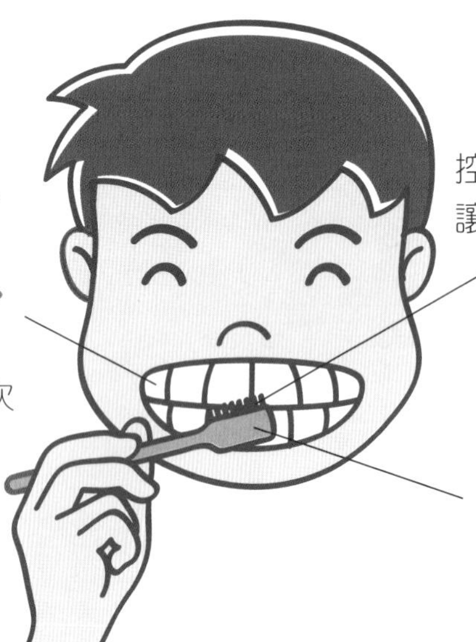

使用刷頭小、
刷毛柔軟的牙刷。

每刷完整體1/4的牙齒後，
先用衛生紙擦拭牙刷，
清除刷毛間的汙垢。

使用牙線
改善口腔內環境

每週使用一次牙線來進行口腔保養。最需要格外注意的，就是把牙線放入牙齒與牙齒間的時候。

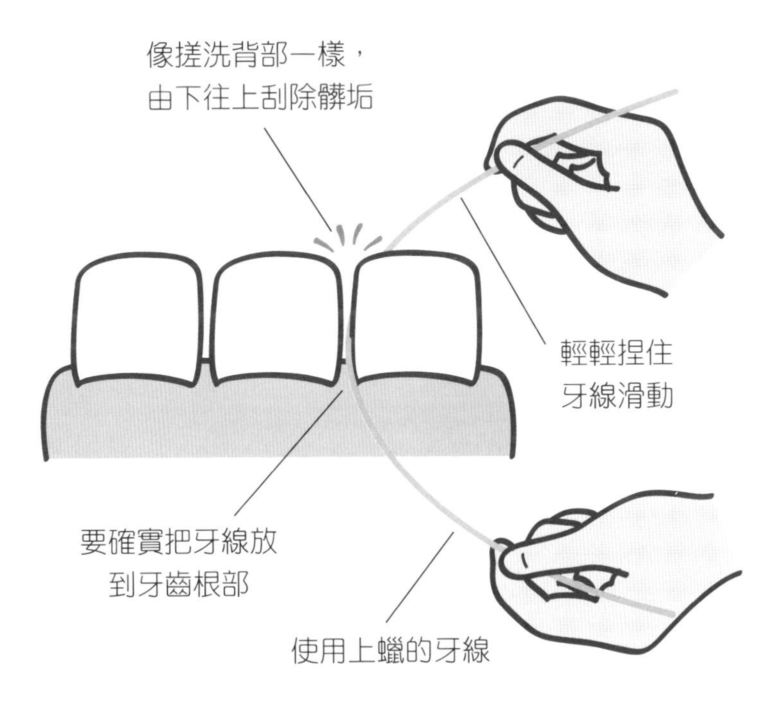

透過解毒飲食法
擊退難纏慢性病！

兩個星期就治好敏感性牙齒，
連憂鬱的症狀也一起痊癒。
（60多歲・女性）

40年來第一次，
不靠瀉藥就能正常排便。
（70多歲・女性）

明明是想治療蛀牙，
結果過敏的症狀也跟著消失。
（10多歲・男性）

充分攝取鐵質後，
肩膀痠痛、手腳發麻都好了！
（60多歲・女性）

台灣推薦序 01

在疾病痊癒的因素中，營養素絕對是關鍵！

許素貞博士／拉法健康體系暨好油專家創辦人

很榮幸將《不生病的解毒飲食法》推薦給大家。

我曾在醫院工作三十一年，其間十六年在臨床照顧病患，十五年擔任醫院的副院長，執行醫院經營管理，更有十一年的時間，使用營養素及自然醫學方法協助個案恢復健康，親自經歷過這些過程：

① 猛掉頭髮的個案，因為補充鐵劑而得到改善。

② 「腦霧」、腦損狀況、記憶力減退、亞斯伯格症、阿茲海默症、帕金森氏症及妥瑞症個案，因正確補充好的油脂而大獲改善。

③ 過動兒、自閉症兒，補充好的油脂及營養調配而得痊癒者。

④ 子宮肌瘤及肌線瘤、經痛快速得痊癒者。

⑤ 甲狀腺機能亢進。

⑥ 即將截肢的患者挽回截肢的命運。
⑦ 腸堵塞需要緊急開刀的個案免於開刀

這十一年來，透過補充營養素及一些輔助方法的介入，得到痊癒者不在其數，並且重複得到印證。更奇妙的是，我也因此幫助自己在不使用任何一顆藥的情況下，痊癒了高血壓、高血糖、類風濕性關節炎、腫瘤、瘜肉、掉髮、骨折等問題。

雖然疾病痊癒的因素不只是營養素，也會受到人格特質、傷痕清除、良好的生活習慣及睡眠、氣血調升等影響，但營養素卻是首要且必要的關鍵。

回想過去的經歷，不經讚嘆：如果我們的醫者願意多使用營養素來幫助個案，真是病人之福啊！

台灣推薦序 02

食物都是毒，慎選飲食才是健康最好的良方

趙哲暘醫師／台灣牙科睡眠醫學會理事長

身體的健康是牽一髮而動全身，口腔對於身體的影響更是深刻，因為口腔不僅僅是消化器官的開口，是掌控呼吸道健康的關鍵，口腔還是幫助發音的溝通門面。中醫裡也說，心開竅於口中的舌，而舌頭是身體任脈的鎖鑰。顯然，口腔對於身體的重要性不可言喻，與本書一再提到口腔是身體健康的縮影可說是相互呼應。

本書作者小垣佑一郎從功能醫學的角度探討營養、口腔與全身性疾病的相關性，不僅提到麩質造成的各種過敏現象、糖分過高引起的蛀牙、慢性發炎與磨牙症狀、缺鐵與礦物質引起的骨骼結構發育異常與齒列不整，以及各種維生素不足引發的各種症狀。引經據典之中，特別提到食物都是毒的觀念，需要大量咀嚼與慎選食物來避免對健康的影響。身為牙醫師的作者可以觀察得如此細微與學識如此豐富，讓我更有興趣深入探究本書的內容，所以特別為文推薦，希望大家從這本淺顯易懂的書籍來幫助自己獲得健康。

台灣推薦序03

破解「營養均衡」的迷思，攝取缺少的營養比飲食均衡更重要！

劉博仁博士／台灣基因營養功能醫學會理事長

過去以來，民眾的觀念都停留在「營養均衡才不會生病」的迷思，但其實，攝取身體所缺少的營養比飲食均衡更加重要！書中有提到，口腔環境和健康息息相關，人體的構造都是互相連結的，因此，口腔的狀態可以說是健康的縮影。而錯誤的飲食習慣，往往是造成人體產生疾病的原因。

本書作者小垣佑一郎，以「正確分子療法」為基礎，結合功能醫學的角度，用口腔以及身體的狀態，教導民眾如何辨別自己的健康指數，包括過敏、糖尿病、手腳麻痛……等各種難解的疾病，其實都是缺乏營養素的徵兆，只要有效補充身體缺少的營養素，就能避免這些疾病。作者豐富的醫學知識，以及淺顯易懂的敘述，相信可以讓讀者產生興趣瞭解本書的內容，誠摯地推薦給大家，希望每個人都能透過這本書，對症飲食越吃越健康。

日本推薦序01

營養療法就是民間醫學（從民眾中誕生的醫學）

柳澤厚生會長／國際細胞分子矯正醫學會

二〇一九年五月，國際細胞分子矯正醫學會議在加拿大的溫哥華舉行。我以學會會長的身分出席，在前往溫哥華的飛機上閱讀了小垣佑一郎先生這本著作《不生病的解毒飲食法》的原稿。

這本書中出現多次的「細胞分子矯正醫學」是由得過兩次諾貝爾獎的天才科學家萊納斯・鮑林（Linus Pauling）所提出，也就是以適當的營養療法來預防或治療疾病的概念。關於健康與營養，鮑林博士留下非常棒的一段話。

「幾乎所有疾病都和營養不足有關。（Nearly all disease can be traced to a nutritional deficiency.）」

——萊納斯・鮑林（Linus Pauling）

小垣先生為了治療心愛妻子的疾病，不但尋訪了無數醫生，也大量閱讀書籍，最後終於透過解毒飲食法，讓妻子從受苦多年的疾病中解脫。在這令人感動的故事當中，蘊藏著鮑林博士這段話的真理：

「營養素將成為未來的藥物。（Optimum nutrition is the medicine of tomorrow）」

——萊納斯・鮑林（Linus Pauling）

在現代，我們所謂的醫療，就是由製藥公司研發新的藥物，接著在大學或醫院進行臨床試驗，確立科學實證（evidence）後得到健保允許，再由醫師配藥給國民。也就是說，這是從製藥公司由上往下（top-down）的醫療方式。

而這本書中所寫的，是透過適當飲食與營養療法，達到預防及治療多種疾病的功效。自古以來，這樣的療法就是從第一線面對病患的醫師，或一般民眾中誕生的，我把它稱為「民間醫學」（people's medicine）。民間醫學是從民眾中誕生的治療方式，之後才在大學接受研究並確立科學實證，也就是由下往上（bottom-up）的醫學，跟前述的製藥公司由上往下的方式完全相反。

根據一九九八年美國醫學會雜誌發表的論文指出，一年內因藥品產生重症副作用的人有兩百萬人，有一百五十萬人因此住院，十萬人因為藥物的副作用而死亡＊。即使到了二十多年後的現在，狀況也幾乎沒有改變。另一方面，根據美國統計，過去十五年內因為攝取維生素或礦物質而死亡的人數為零。

「生病就要吃藥」這個看似理所當然的觀念，其實是製藥公司長年以來灌輸給大眾的印象。在世界二十三個國家中，有三十萬名像小垣先生一樣身為細胞分子矯正醫學會會員的醫師，他們的觀念是「假如生病了，第一選擇是營養療法，還是治不好的話再吃藥」，偏好選擇沒有危險副作用的營養療法。但令人遺憾的是，在東方的醫學會中，對營養療法有充分了解的人目前還是少數派。

我期待小垣先生寫的這本書，能向大眾推廣民間醫學的概念，替那些為了疾病所苦或為了藥物副作用而煩惱的人帶來福音。

＊Lazarou J., Pomeranz B.H., Corey P.N. Incidence of adverse drug reactions in hos pitalized patients: A meta-analysis of prospective studies.JAMA. 1998;279(15):1200-1205.

日本推薦序02

解決醫療混沌的正確分子醫學

——期待小垣佑一郎醫生今後的活躍

飯塚浩醫生／Medical Stress Care飯塚診所

雖然自醫療業界中提出「醫科和牙科必須合作」的聲音已經過了很長一段時日，然而實際在醫療現場上別說是合作了，甚至各醫院都還是持續維持將臟器、疾病細分科別，和「整合」理念背道而馳的狀態。

在目前的醫療現況中，仍以「將檢查數值正常化」的治療為主。透過健檢列出膽固醇、血糖值、血壓等不合標準的數字後，便依照數據開藥給患者服用。在這之後卻導致許多患者懷疑自己是否罹患憂鬱症或是失智症而登門求診。像這樣因為醫療過程或藥物，對患者產生的負面影響，就是所謂的「醫源效應」。

舉例來說，膽固醇明明也是重要的營養素之一，卻因為被貼上「可能導致心血管疾病」的標籤，而在多年來不斷被開藥強迫壓制。但事實上，膽固醇不單是許多賀爾蒙以及膽汁的成分，更是維持細胞型態及神經傳導不可或缺的要素。再者，若膽固醇下降的話，也會使輔酶 Q_{10} 跟著減少，連帶降低熱量的產量，實為百害而無一利。若有個閃失，還有可能因此罹患憂鬱症或是失智症。光就這點來看，我就想花上一小時左右的時間質問他們：「難道患者只要不是死於心血管疾病，因其他疾病而死都沒關係嗎！」

血壓也是一樣，每個人都有適合的血壓值。每個人在早上起床時感到最身心暢快的血壓，便是對那個人而言「最適合的血壓」，而該血壓不見得是數值所能表現的。因為使用藥物硬是將血壓下降導致頭昏腦脹的人非常多。正常來說，血壓的調節通常是透過壓力、內臟脂肪減少，或是營養素帶來交感神經的興奮所負責。

糖尿病的測定也是只檢測HbA1c（糖化血色素）與血糖值，而完全不過問患者的飲食及生活作息習慣。可說是「為了檢查值的治療」，這也是為什麼像日本這種注重檢測的國家，卻比海外先進國家發生糖尿病併發症的機率明顯偏高的原因。

血糖值的提高本身是不痛不癢的，治療糖尿病的目的在於「不讓併發症發生」。所以理應要為了不讓患者的血糖忽上忽下，而對該患者的飲食提出指示或是應對方式。然而在實際的現況上，卻與治療的本質產生很大的背離。

像這樣「為了讓檢查數值正常化」，每個異常數值都要搭配一種或多種藥物的治療方針，只會導致藥物氾濫，患者掛越多門診，反而離健康越來越遠。至於是否有方法解決這個混沌的狀況呢？答案是肯定的，也就是本書作者親身實踐並提倡的「解毒飲食法」。

被尊稱為醫學史上最傑出人物之一的希波克拉底醫生，曾經說過：「讓食物成為你的藥，而你的藥就是食物。」對我們這些醫生來說，這句話也是在活用最新科學知識的同時，必須認真實踐的理念。非常期待小垣醫生今後的活躍發展。

日本推薦序03

將人生從根本改變的營養之力

小早川明子／NPO法人Humanity理事長

睽違數年再次與小垣醫生的太太重逢時，她簡直像與別人再婚般發生了很大的變化。過去我所認識的小垣太太，看起來總是一副正在忍耐痛苦的表情、垂喪著肩膀，是一位帶有孤寂氣息的女性。我在好奇心的驅使下，向眼前這位神采飛揚、眼神堅定、抬頭挺胸的小垣太太詢問發生變化的理由後，她告訴我她並非接受治療，只是實行了「飲食療法」而已。這樣的回答，著實令我嚇了一跳。

我的身體也是長年以來處於不適的狀態，肩頸嚴重痠痛不說，光是上樓梯就感到身子無比沉重，早已放棄舒適的生活方式。於是我馬上向小垣醫生請教建議，並遵從其指導。

經過兩個月之後，我重新發現到，原來活著是如此快樂的事情！原本身體的疼痛感及沉重感、指甲斷裂等問題也跟著消失。驚人到連自己都感到不可思議的效果，竟然只是因為實踐了本書中提到的「解毒飲食法」而已。

我們的身體機能是以整體來發揮機能，只針對出現問題的地方進行診斷的醫療方式，沒有辦法讓我們獲得真正的健康。

在書中也記載著許多讓人茅塞頓開的生活習慣實踐法，只要將其融入生活之中，即使像我這樣已步入花甲之年的人，也可以感受到身體的確在進行變化。希望每位閱讀此書的朋友們，也能和我一樣親身體驗這份感動。

前言
日常飲食有可能是一種毒

說到健康的飲食，腦中會想到什麼？均衡的營養？避免油膩的食物？只吃無添加物的食品？「吃」是我們每天都要做的事，一談到健康，大家都會不約而同脫口而出：「聽說吃那個對身體很好！」、「可以試試看那種飲食法。」但是，為什麼會覺得那樣的食物或飲食方式有益健康呢？

「之前在電視節目中聽過醫生推薦。」
「太難的道理搞不懂，但從以前大家就說要營養均衡。」
「小朋友的營養午餐裡也有這個，應該是健康的意思。」

許多患者都會這樣回答我的問題。但大家有沒有想過，我們平日習以為常的飲食方式，其實也有可能形成危害健康的毒素？——請讓我先說一個自己的故事。

九年前的某天，我深夜回到家時，看到妻子躺在地板上睡覺，一開始我只是有點訝異「怎麼會累成這樣……」揹著她到床上休息，但自那天之後，這種情形卻變成每天上演的常態。過了一陣子後，她變得常常跑廁所，一待就是幾十分鐘，好不容易出來後又立刻倒在床上陷入熟睡。

「是工作壓力太大，腸胃變差了嗎？」

當時，腸躁症（IBS）是時常被拿出來討論的疾病，市面上也販售很多相關的成藥。因此，我也完全將這些狀況推測是腸躁症，讓妻子服用腸躁症的藥物。剛開始的確治好了症狀，但妻子的氣色卻變得很差，逐漸消瘦到雙頰凹陷。

「我常常覺得頭很不舒服。」

「全身都很痛。」

「雖然肚子很痛，卻沒有排便。」

那段時間，我幾乎想不起來我們之間有任何除此之外的交談，每天都在接收來自妻子的求救訊號。「如果真的有什麼萬一……」我一面和內心的擔憂害怕奮戰，一面在妻子的面前表現出堅強的樣子，讓她覺得情況並不嚴重。聽說哪裡的醫院很厲害就跑去諮詢，然後又再換別間醫院，反覆在各個診療室間奔波。

・腸躁症
・胃酸過多
・甲狀腺疾病
・精神疾病

令人匪夷所思的是，每家醫院做出的診斷都不一樣。儘管如此，我們還是乖乖聽從醫生的指示和建議逐一嘗試，但看著妻子日漸衰弱的身影，我們夫妻倆也逐漸陷入了疲憊憔悴的狀態。這段難熬的時光大概維持了九年。

不敢置信的轉機？奇蹟的七日

「就是這個！」某一天，我在一篇醫學論文中發現了前所未聞的疾病。看到論文的瞬間，全身就像被雷擊中一樣。

「記憶力突然變差、無法專注的腦霧症狀」

「持續好幾天的腹痛」

「排便時出現脂肪便」

論文中列舉的症狀，完全和妻子的狀況一模一樣！為了不讓妻子空歡喜一場，我反覆仔細閱讀了一遍又一遍，確認每項症狀都吻合後，才戰戰兢兢向當時已經筋疲力盡的妻子提出建議。

「會不會是這個病呢？」

「嗯，也有可能，來試試看吧。」

真是不可思議，妻子竟然爽快接受了！這個病症必須從飲食著手，於是我們夫婦立刻從那天晚上開始執行。前三天，只有「好像稍微好了一點」這種似有若無的變化，但是到了第四天，腹痛沒有了。第五天，頭痛消失了。等到第六天開始，甚至出現了久違的食欲！聽到妻子這樣說，我簡直開心到要跳起來。第七天的時候，妻子完全沒有腹瀉，九年以來第一次有了正常排便的體驗。

妻子罹患的是「麩質不耐症」。跑了超過一百家醫院都治不好的症狀，只靠著改變飲食，竟然在短短的七天內痊癒了。原因無他，因為造成這種疾病的原因，就出自從小到大的飲食習慣，這些日常裡無意間攝取的食物成為毒素，讓身體持續遭受好幾十年的傷害，最後才透過突發症狀劇烈反撲。

這並不是特殊的案例。就像動脈硬化或高血糖，疾病的前兆往往發生在我們看不見的地方。從這個經驗當中，我也認真省思自己，不該盲目相信科學實證，而且統計表上的差異與個人的反應完全是兩回事。因此，我從「對症療法」轉變成「原因療法」，開始向我的病患進行考量到全身狀況的飲食指導。

於是，原本到我診所來治療牙齒的患者們，不分男女老幼，都在他們身上看見了意想不到的改善效果：

「四十年來第一次不用靠瀉藥就能正常排便。」

「小孩的偏差行為都不見了。」

「長年的肩膀痠痛、手腳發麻的症狀，在三天內就消除了。」

「醫生拯救了我的人生！」擔任牙科醫生的我，在此之前完全沒想過患者們會對我說這樣的話。在學術上還未確立營養素與牙科關聯性的情況下，我透過大量的看診經驗，慢慢推斷、鑽研、驗證，現在已經可以從口腔內部了解患者大致的身體狀況，然後給他們飲食上的建議。結果，現在全國牙醫每個月拔超過一百一十萬顆牙齒，我的診所一年只需要拔掉十顆左右。

如果身體強健，健康就不會崩壞。年輕的時候拼命工作、不注重養生也沒什麼影響。但隨著年齡的增加，卻變得漸漸沒辦法再勉強自己的身體……這是大部分的人都會遇到的狀況，也理所當然認為是上了年紀的關係。

「工作太忙碌了。」

「經常在熬夜。」

「沒有做運動……」

各種導致不健康的理由，反而容易混淆視聽，讓我們忽略到真正的癥結所在。其實問題就出在我們生命活動的根基，也就是身體上。

請試著想像一下。有一對雙胞胎兄弟，哥哥一天抽一包菸，每天喝酒豪飲，非常喜歡吃速食。弟弟則和哥哥完全相反，每天過著健康規律的生活。二十年後，這對兄弟的健康狀態會有什麼變化？來自基因遺傳的體質帶給人體的影響大約是二十五%，剩下的七十五%就是環境因素。假如我們已經知道出生後養成的習慣影響有多大，那麼要放入身體裡的東西，是不是應該更謹慎選擇。

「營養要非常均衡。」

「必須從水果中攝取維生素。」

「每天喝〇〇就會變健康。」

這是以往的營養學或一般普遍對於營養的觀念。然而，大部分的做法都無法順利發揮功效的原因，正是因為覺得「沒有貧血就表示鐵質足夠」、「沒有腳氣病就不用擔心維生素B_1不足」，像這樣認為只要沒有缺乏症就沒有營養不良問題的想法本身，其實就是一個問題。

你曾經有過下列這些身體不適的情形嗎？

□容易賴床爬不起來

□容易感到疲勞

□容易肩膀痠痛

□容易出現濕疹

□經常感到頭痛、頭暈或頭很重

□容易感冒
□洗髮時容易掉頭髮
□容易感到焦躁不安
□注意力下降
□食欲不振
□神經過敏
□身體上出現新的痣
□胸部疼痛
□有心悸或呼吸困難的情形
□有浮腫的狀況
□牙齦會出血、口角炎、口唇炎

看到這些狀況，是不是覺得每個人符合一兩項也很正常？不過事實上並非如此，只要符合其中一項，你就已經處於潛在性的缺鐵狀態。

即使在乾枯的田地上，只要作物本身有生命力，還是能夠生長出來。然而，長出來的作物也會呈現瘦弱的狀態。如果想要收成新鮮飽滿的作物，就必須要有豐富的營養。

我們身體中的營養素，如果只含有「不至於出現缺乏症」的分量，自然沒有足夠的營養可以運送到細胞。這樣缺乏營養的狀態長期下來，將會引發各式各樣的身體不適症狀。

在平均壽命與健康壽命之間，不分男女，平均都有將近十一年的差距。患有糖尿病或高血壓等生活習慣病的人持續在增加，甚至有越來越多年輕人罹病。在號稱「人人都能活到一百歲」的現代社會中，能夠一輩子健康、無病無痛死去的人，卻是少之又少。

因此，我們需要的是可以推測出潛在性營養不足，以積極的飲食讓症狀改善的營養療法。這就是得過兩次諾貝爾獎、二十世紀中最重要的一位科學家——萊納斯・鮑林博士所提倡的營養療法「細胞分子矯正醫學」。

在以往的觀念中，營養學是針對「健康」、醫療是針對「症狀」。而結合兩者的營養療法，或許是偏離一般常識的飲食方法，不過目前在日本也有超過兩千五百個醫療機關採用此法。只要了解這個營養療法的概念，當我們被問到「對身體好的飲食」時，答案就會非常明確。因為你清楚知道平常吃進去的食品有多毒，還有什麼樣的食物可以建構出細胞、成為細胞的養分。雖然無法讓人長生不老，但應該足以擁有一輩子健康的身體。

隨時充滿活力能量，即使有不開心的事也能一笑置之，身心狀態保持健全，沒有任何疲勞感和倦怠感的人生，其實並不難。為了知道哪些食物會成為毒素、哪些會形成營養，幫助我們獲得真正的健康，就要透過分子（營養素）的力量，從細胞開始脫胎換骨。

目次

第2章 吃得不對，就是一種「毒」！ 57

第3章 禍從口入！從口腔辨識你的健康指數 81

第4章 實踐篇①口腔先乾淨，營養素才進得去！ 109

第5章 實踐篇②打造最強排毒力的解毒飲食法

第 1 章

用最新營養療法，瓦解體內的致病因子

從牙齦出血，看出體內有手掌大的潰瘍

健康是什麼？關於這個問題，大家腦中浮現的或許是「沒有生病」，但我對健康的定義，卻是「完全不用擔心健康出問題，也沒有任何疾病或身體不適。」舉例來說好了，你有過這樣的想法嗎？

「雖然沒有生病，但因為上了年紀，多少有腰痛的狀況。」
「最近工作很累，身體好像因此變差了……」
「一出門就很疲憊，還是待在家裡比較好。」

當事物漸入佳境，不好的一面就會逐漸消失。健康的人不會特別去留意身體問題。活力無窮的小學生從來不需要擔心「明天還有體力去學校嗎……」而減少玩樂，就算玩累了，睡一個晚上後隔天照樣精神飽滿去上學。換句話說，身體狀況越好的人，對生病的不安和疑慮就越少。

牙齦出血表示體內有一個手掌大的潰瘍！

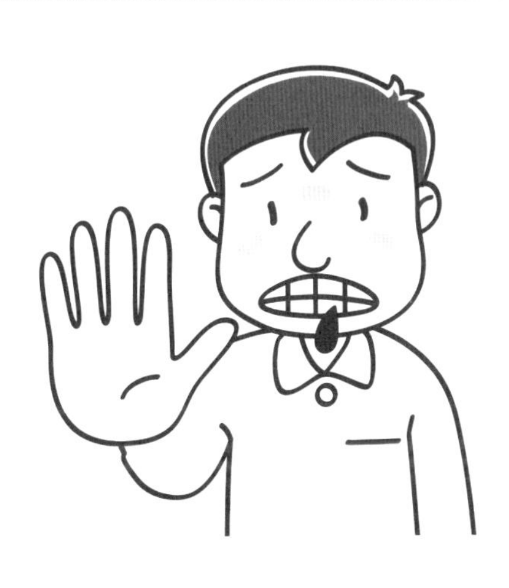

「我沒有特別擔心自己生病啊。」當然我的病患中，也有人只是來看牙醫，沒有任何其他的自覺症狀。但只要看到他們的口腔內部，就明顯感覺到身體狀況不是非常健康。

一將檢測牙周病的牙周探針插入牙齒與牙齦間的凹縫處，立即有出血的狀況，這是因為凹縫處遭牙周病侵蝕而出現牙周囊袋，並且在囊袋深處出現潰瘍（發炎）的緣故。

果然不出所料，一問之下，對方就說出平常刷牙時會流血。

當牙肉或牙周組織發炎時，除了會形成大量的細胞激素跑到全身各處外，還會使血管的通透性增加、引起充血，讓原本不應該存在身體內部的細菌，從牙周囊袋侵入體內。牙肉或牙周組織出現菌血症（出血）的可能性，有五％來自咀嚼、三十五％則是因為刷牙。

假如大約二十顆牙齒有出血的狀況，就代表體內有面積如同一個手掌般大小的潰瘍。試著把手掌攤開放在胸前看看，身體裡有這麼多的潰瘍，難道不是一件相當嚴重的事嗎？所謂的發炎，就好像身體內發生火災，會導致身體氧化、增加引發全身疾病的風險。

你有過這種經驗嗎？一開始是背部突然發癢，結果漸漸連腰部周圍到腹部也跟著癢起來。這是因為發癢物質會透過血液循環移動的緣故。同樣的，**也有從指尖檢測出牙周病菌的情況**，當牙周病菌或發炎性物質（細胞激素）侵入到血管內皮，最後就會順著血液到達心臟、血管或腦部等處。

吃進去的食物會在胃裡被消化、在腸道被吸收，也會由肝臟進行過濾。但是，**口腔內的發炎物質卻是直接從微血管進入體內**。在這樣的情況下，兼性厭氧菌*中的脂多醣（LPS，內毒素的一種）會產生強大的活性氧，成為癌症的要因。

口腔環境和健康息息相關。人類的身體是相互連結的，因此口腔的狀態也會對全身造成影響。既然如此，為何這本書強調的卻是以飲食和腸道保養為主的「解毒飲食法」，而不是口腔保養呢？這是因為根據我長年以來從事牙科醫療工作的經驗，光靠改善口腔問題，並無法獲得真正的健康。

我們將吃進去的食物變成身體的血肉，用來製造能量、活動身體。甚至連腦內傳導物質、荷爾蒙、酵素等在人體運作上舉足輕重的物質，也都能從食物當中製造生成。飲食絕對是左右健康不可或缺的要素，我們必須用更慎重的心態看待「吃」這件事，必須更進一步去思考「該吃什麼、食物會如何被吸收」的問題。

＊屬於微生物的一種，它們可以進行有氧或無氧呼吸，或者進行發酵。

幾乎所有疾病，都是營養不足的警訊！

真正稱得上健康的人，究竟有多少呢？這一點始終令我存疑。

所謂的健康，指的是精神飽滿、活力旺盛、沒有任何不適的狀態。事實上，大多數人對健康的定義可以說是一知半解，明明處於生病的狀態，卻誤以為自己很健康。

例如以下的狀況：

因為頭暈而到醫院就診，在看完診、抽完血檢查後，發現檢查報告上沒有出現紅字，所以醫生說「再觀察一陣子看看」就請患者回家了。這樣的狀態，算是健康嗎？

雖然從健康檢查報告上來看，血紅素濃度在13g／dl以上表示沒有貧血，但是假如沒有從體內是否發炎、溶血反應、鐵蛋白或總鐵結合能（TIBC）、平均紅血球容積（MCV）等方面做出綜合判斷，就無法得知是否有缺鐵的問題。

只要有不舒服的症狀，就一定是身體某處出現了異常的變化。在大家的觀念中，透過檢查「發現異常」是進行檢查的主要目的，但其實不然，我們是要利用檢查結果來「找出異常的原因」。

我們醫院在抽血時，也會一併檢查消化酵素「胃蛋白酶／胃蛋白酶原」的狀態。大部分的人檢查出來的數值都很低，胃部虛弱的情況遠比自己想的還要嚴重。詳細詢問後就會得知，許多人都有腹瀉或便秘、糞便細、或某些過敏的症狀。

如果用測定胃酸強度指標的pH值來說（數值愈小酸性愈強，7左右是中性，7以上是鹼性），以前的人胃酸大約落在pH 2，而現代人的胃酸大多是pH 4左右，酸度逐漸變低。其中的原因，普遍認為是飲食中含有許多食品添加物等化學物質、攝取低營養食材、偏食的緣故。尤其蛋白質的攝取量降低以及碳水化合物的攝取量增加，都是很大的問題。

在高酸度的胃酸中，大部分的生物（細菌）無法存活，能夠在這麼苛刻的環境下倖存的，只有會產生癌變物質的幽門螺旋桿菌。但是，當胃酸的酸度降低後，不只是幽門螺旋桿菌，連口腔內其他的細菌，也變得可以在胃酸中生存下來。如此一來，口腔內的細菌通過胃部到達腸道後，就會導致壞菌增生、破壞腸內細菌的平衡，最後罹患細菌在小腸中繁殖的「小腸菌叢過度增生（SIBO）」問題，對免疫系統造成破壞。

像這樣因為細菌經過腸道引發的疾病逐漸受到重視，因此，有越來越多皮膚濕疹或糖尿病的患者，在醫生的建議下轉到牙科看診。我自己在遇到牙周病的患者時，也都會推測其可能具有免疫力下降的問題，而進行以下的詢問。

「肚子的狀況還好嗎？胃有沒有不舒服？」

每當我這樣問的時候，很常得到「偶爾會便秘或腹瀉」、「最近沒什麼食欲」的答案。抽血檢查的數據中，也會發現關於蛋白質的項目普遍顯示出低值，胃酸的酸度較低（胃蛋白酶／胃蛋白酶原的數值也降低）。由此可以推斷出，是口腔內的常在菌（平常就存在的細菌）打敗了身體的免疫系統，才因此引發牙周病，並且陷入壞菌不斷增加的負面循環中。

更令人驚訝的是，以下這些疾病也都和口腔內的發炎有關：

・糖尿病
・腦血管疾病（動脈粥樣硬化起因）
・心臟疾病（動脈粥樣硬化起因）
・類風濕性關節炎
・肺炎
・慢性阻塞性肺病（COPD）
・周產期疾病（早產）
・慢性腎臟病

除此之外，如果因為牙周病失去牙齒後，也會引發下列狀況：

・代謝症候群
・肥胖

「口腔狀況不好有可能造成心肌梗塞，也容易有代謝症候群。」

當然，在這些疾病當中，除了口腔內的發炎外，還有其他致病的要因。美國心臟學會（AHA）也發表了「心臟疾病與牙周病的關聯性尚未獲得明確的科學實證」這樣的見解，而日本牙周病學會對於各種疾病與牙周病之間的關聯性，也抱持謹慎觀察的看法。

不過，人類是具有生命的有機體，存在各種可能的相互作用。在我看診多年的過程中，也一再驗證口腔症狀和人體狀況出乎意料的對應性。**牙齦出血就表示全身的免疫力下降，也具有罹患嚴重疾病的風險**，這是我在每天的診療中實際見證到的推論。

「只是輕微蛀牙，再觀察一陣子看看。」

「便秘或腹瀉是很平常的事。」

假如我們對這些症狀視若無睹，以輕忽的態度面對體內正因為嚴重營養不足而發生的變化，很有可能因此導致腸道環境紊亂、失調，引發無法挽救的疾病。

疾病的發病過程

在一份針對高齡者的問卷調查中顯示，在「對健康感到後悔的事」中，排名第一的回答是：「如果有做牙齒的定期健檢就好了」、「早知道就更重視牙齒的健康」。這個結果乍聽之下或許令人意外，但只要探索疾病的發病過程，就能理解其中的緣由。

許多人都誤以為自己是突然生病的。不論在哪一科的門診中，醫療普遍是以改善症狀為基礎目的，大多數的治療，也都是以出現症狀後的對應療法為主。但是，只處理從病因中誘發出來的症狀，並無法完全根治疾病本身。

健康崩壞最初的開端，就是「營養缺損、壓力、年紀增長」。如果營養不足，體內分子的反應就會鈍化，引發生理機能下降。為了讓患者能夠守護自己的健康，醫療從事人員不僅要懂治療，也必須了解症狀與營養素之間的關係。

打造健康的基礎就在於飲食（營養攝取），而前面之所以提到口腔環境的重要性，也

疾病的發病過程

健康

缺乏營養・壓力・年紀增長

荷爾蒙異常・自律神經異常・免疫功能下降

體內平衡（homeostasis）的紊亂

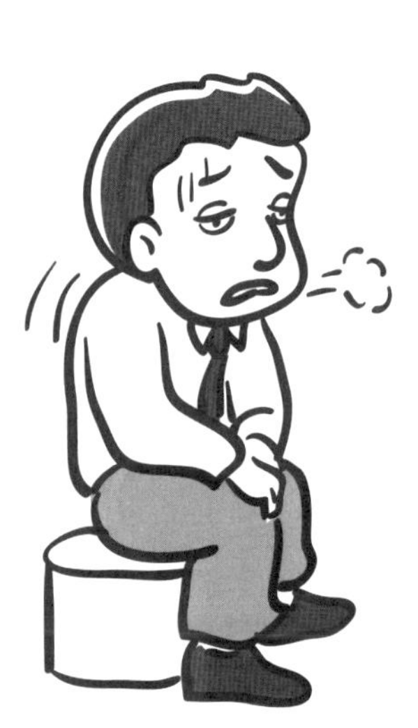

是因為不管是咀嚼或咬合，食物都需要經由口腔這個源頭。根據日本東北大學的統計，牙齒越少的人每月平均醫療費越高。在美國，也曾經針對五千多人進行平均九年的調查，根據最後的報告結果，有看牙醫習慣的人死亡率低了三〇至五〇％。

一般聽到蛀牙或牙周病，普遍認為是口腔中壞菌增加而引起的疾病。的確，這樣說也沒有錯，但其實更正確的說法，應該是全身的發炎反應所致。

牙周病是指口腔內的壞菌形成生物膜、引發感染，結果發炎擴及並損害到牙肉或牙齒周圍組織的狀態。原本，我們的口腔和牙齒表面就存在許多細菌，在一般狀況下，菌群間會形成一個平衡的比例，可是一旦免疫力下降，就會導致具核梭桿菌、直腸彎曲菌、福賽斯坦納菌、牙齦卟啉單胞菌、齒垢密螺旋體等菌群大量增生，逐漸侵入牙肉的上皮內。

而這些牙周致病菌結合蛋白酶（MMP）後，就會大舉破壞牙周組織，再加上以白血球介素（IL）為主的發炎性細胞激素、腫瘤壞死因子（TNF-α）造成破骨細胞活性化，於是齒槽骨也跟著受到破壞。

此外，侵入上皮內的菌群細胞外膜，具有被稱為脂多醣（LPS）的內毒素。受到脂多醣的刺激後，細胞會產生白血球介素-8（IL-8）或單核細胞趨化蛋白-1（MCP-1），這些物質容易引來嗜中性球等吞噬細胞、趨化因子，然後隨機攻擊牙周病原細菌或抗原。如果發炎沒有緩解，還會進一步透過主要組織相容複合體（MHC）活化輔助者T細胞來攻擊細菌，或是產生免疫球蛋白與抗原結合後吞噬細菌。

從這段說明中可以得知，特定的細菌或牙垢並不會造成牙周病。**大部分的組織破壞會惡化發展，是因為免疫反應（破骨細胞的活化等）以及脫序失控的發炎所引起。**此外，引發這種發炎或組織破壞的疾病，以牙周病為首，另外還有肥胖、糖尿病、類風濕性關節炎等等。

來自諾貝爾獎得主的最新營養療法

「碰到冰冷的東西時牙齒非常刺痛」這是敏感性牙齒的典型症狀。觀察敏感性牙齒患者的臉部，通常可以發現皮膚泛紅、眼睛下方出現黑眼圈的情形。

「你是不是有貧血或站起來時會頭暈？」

「醫生怎麼知道？」每當我這麼一問，對方都會報以驚訝的表情。進一步問下去後，就會得到「最近食欲減少」、「覺得光線刺眼難以忍受」、「受不了太大的聲音」等回答。觀察指甲時，看起來凹凸不平滑。而這些，全都是缺鐵的症狀。

敏感性牙齒是因為牙齒表面的琺瑯質受損，裡面的象牙質外露而使得神經容易受到刺激。因此普遍的治療方式，都是用填充物將缺損的琺瑯質填補起來。但這只是表面上的原因，事實上，很多人的敏感性牙齒其實都來自「鐵質不足」。也因為這樣，我治療敏感性牙齒的方式，就是先將象牙質周圍清洗乾淨、去除牙垢，然後建議患者服用「血基質鐵」

或「菸鹼酸（維生素B_3）」的營養補充品。

沒想到來看牙醫，醫生卻吩咐自己回家「攝取營養」，出乎意料的要求確實常常讓患者感到驚訝。但實際上的結果如何呢？幾乎所有人都順利改善了敏感性牙齒。不僅如此，有一位來治療敏感性牙齒的女性患者，原本因為產後憂鬱必須使用安眠藥，卻在開始補充營養素後，不靠藥物也能自然熟睡，真的令人感到欣慰。通常，我們必須仰賴褪黑激素進入睡眠，這種腦內物質多半以蛋白質的型態進入身體，再借助鐵或維生素Ｂ群的幫忙，在體內生成。

血基質鐵或菸鹼酸，都是進行這些化學反應時不可缺少的營養素。

像這樣藉由特定的營養素讓身體產生改變的方式，就是所謂的「營養療法」。

人體是相當精密的有機體，即使召集全世界的科學家運用最新技術，也無法憑空創造出一個真正的人類。我們沒有辦法完全按照自己的意志掌控身體，就連希望加速或減緩心臟的跳動，也必須經過相當程度的訓練才能做到。因此如果我們希望維持健康，就要回想

從蛋白質中生成的褪黑激素

蛋白質

Ca（鈣）、
VC（維生素C）

胃酸

左旋色胺酸

葉酸、Fe（鐵）、
菸鹼酸

色胺酸氫氧化酶

5-HTP（5-羥色胺酸）

VB6（維生素B_6）

5-HTP脫羧酵素

血清素

SAMe
（S-腺核苷甲硫胺酸）
Mg（鎂）

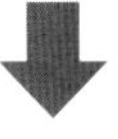

褪黑激素

起前面提及的「疾病發病過程」，補充適當分量的適合營養素，並且盡可能去除不恰當的東西。接下來，就只能交給身體自己去反應了。

像這樣為了恢復身體本來具有的機能而著眼於營養素的醫學，就是「細胞分子矯正醫學」，也稱為「營養療法」、「分子營養學」、「分子整合營養醫學」、「正確分子療法」，強調注重營養的均衡，並透過增加或減少營養素，達到活化細胞的目的。

細胞分子矯正醫學雖然跟營養學有相似的地方，卻是一個嶄新的概念。這是自從萊納斯・鮑林博士在一九六八年於科學期刊《Science》上發表〈分子矯正精神醫學〉的論文後，才開始逐步發展的醫學研究。

在國外，有些診所會專門進行以細胞分子矯正醫學為基礎的「細胞分子矯正療法（orthomolecular medicine）」。這是結合「矯正（orth）」和「分子（molecule）」這兩個字創造出來的新詞彙。雖然存在一些現代科學技術還無法證實的地方，不過，只要是嘗試過這種療法的醫療從事人員，幾乎都會在體驗到超乎想像的治療成果後被深深吸引。

從營養素層面來思考健康後，即使健檢報告沒有紅字，依然能及早發現到不少需要改善的地方。這時候只要補充不足的營養素，就能迅速讓自己回到健康狀態。

以我妻子的情況來說，讓她苦惱了九年的頭痛、全身肌肉疼痛、腰痛、焦躁或憂鬱等症狀，持續吃了超過五千五百顆藥都治不好的疾病，結果光靠去除飲食中的小麥，僅僅一星期就判若兩人，完全治癒。

所謂的麩質，就是指小麥中含有的蛋白質，拜麩質所賜，我們才有鬆軟美味的麵包可以吃。但如果麩質沒有完全被分解、逐漸進入腸黏膜中，就會破壞腸壁，在體內產生異物反應，也就是我妻子罹患的「麩質不耐症」。雖然現今麩質不耐症已經成為備受討論的議題，但在當年，卻幾乎沒有人聽過這種疾病。

這不只是一個特殊案例，更證實了營養素帶給人體的劇烈影響。鎖定原因後，我再回溯醫學院求學時那些只能以「原因不明」、「尚無治療方式」、「持續追蹤觀察」處置的症狀，也成功找出好幾種有效的對應治療。當然，絕對不僅限於牙科的狀況。

不過，並非所有問題都可以靠營養療法一鼓作氣解決。每個人的腸胃狀態、過敏或體內重金屬含量不同，因此在營養效果的顯現上，也存在諸多個人差異。以維生素C而言，每個人可達到成效的濃度，便有可能相差到二十倍之多。那些接受我的建議攝取鐵質的患者中，有人才一個晚上出現明顯差異，但也有人花上三週的時間才感受到變化。

我們的身體具備優異的機能，雖然無法依照我們的意志運作，不過，假如能把必要的材料注入到體內，身體自然而然就會讓自己保持在健康狀態。

第 2 章

吃得不對，就是一種「毒」！

胃虛體弱？其實是碳水化合物惹的禍

飯糰、麵包、飯、麵……在外食中要找到具飽足感又沒有碳水化合物的餐點，並非一件容易的事。價格便宜且能大量生產、填飽肚子的碳水化合物，讓我們從飢餓的不安中解放出來。食物對現代人而言的意義，已經從「止飢」發展成「品嚐美食」，將人生妝點得熱鬧美好。

但也因此出現了一個險峻的問題——**現代人攝取不到足夠的蛋白質**。我們擁有豐裕的人生，滿足吃飽的基本需求外，還從飲食中獲得了快樂，但是，卻付出了健康的代價。

「要攝取均衡的營養。」大家經常這麼說。

但是，**要是吃得均衡，營養就會不足**。

我們的身體有七成到八成是由水組成，假如把全部的水分去除後會剩下什麼？

剩下的其中六成就是蛋白質（其餘則是脂質和骨頭等硬組織或微量元素），這是肌肉、臟器、結締組織、皮膚、毛髮、荷爾蒙、神經傳導物質……等所有物質的主要成分，是不可欠缺的重要營養素。

攝取建構人體的主要營養素，身體就會活力充沛。為了維持生命，一天最少必須攝取三十公克的蛋白質，大約需要吃下四百公克的牛排，但這只是最低需求量。

近年來，各國制定的每日建議蛋白質攝取量也逐漸調高，以日本厚生勞働省為例，六十五歲的人標準是體重一公斤攝取一公克以上的蛋白質（台灣衛福部則建議體重一公斤攝取一・一公克蛋白質）。但是並非所有年齡層、運動量都適用同一個基準值，運動量多的人建議體重一公斤攝取一・五公克以上，運動員甚至要到兩公克以上才足夠。

簡單以每一公斤體重攝取一公克蛋白質計算，假如體重六十公斤的人，一天就需要六十公克蛋白質，如果沒有特別留意，我們平常的飲食幾乎很難攝取到這樣的量。

每日建議蛋白質攝取量

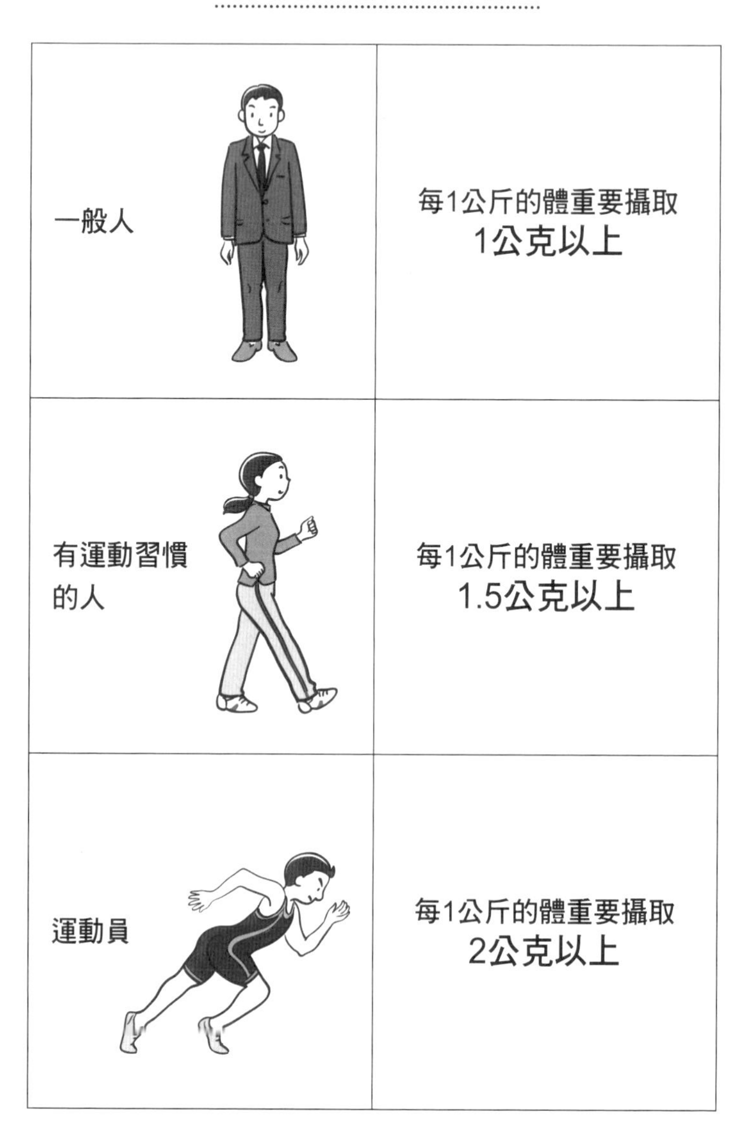

一般人	每1公斤的體重要攝取 1公克以上
有運動習慣的人	每1公斤的體重要攝取 1.5公克以上
運動員	每1公斤的體重要攝取 2公克以上

想要健康，就得優先攝取身體必要的營養素。換句話說，**「偏食」比「均衡」更重要**。如果需要的量光靠食物不夠，也要考慮配合蛋白質或胺基酸的營養品補足。另外，烹調方式也是蛋白質不足的原因之一，過度加熱容易造成蛋白質變性，甚至產生有害物質。

我們的身體是一面破壞細胞（異化作用）、一面複製細胞（同化作用），然後再重新生成新細胞。舉例來說，骨骼的更新就是由破骨細胞吸附分解老舊骨頭，並由造骨細胞製造骨骼的細胞。牙齒和支撐牙齒的骨頭（齒槽骨）也一樣，必須反覆進行再鈣化與脫鈣，才得以維持構造。這就是所謂的代謝，所有的細胞體系都會進行代謝作用。

一般健康的狀態下，我們體內同化作用和異化作用的比例大略相同，正在成長中的嬰兒則是同化作用多於異化作用。但假如體內的蛋白質量不夠、營養不足時，因為需要分解蛋白質，異化作用就會增多。一旦異化作用多於同化作用，身體就會開始生鏽（氧化）。邁入高齡後有人會出現口乾的症狀，但這並非上了年紀的關係，而是因為體內的蛋白質不足，只要提高蛋白質的攝取量使細胞活化，就能增加同化作用，促進唾液分泌，降低嗆食或罹患吸入性肺炎的風險。

蛋白質不足的負面循環

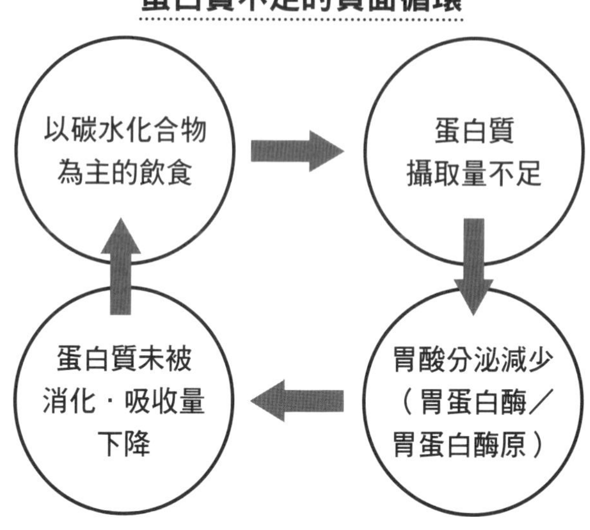

另外，胃酸中的消化酵素胃蛋白酶／胃蛋白酶原，也是靠蛋白質生成，所以蛋白質的攝取量少就會讓胃酸的分泌量減少，如此一來，吃進去的蛋白質難以順利消化，又再度造成蛋白質的吸收量下降，陷入負面的循環之中。

此外，現代人碳水化合物容易過量的原因，也不光是飲食偏好的問題。當我們吃下澱粉或肝醣等碳水化合物的食物後，這些食物會先被唾液中的澱粉酶消化掉一部分，接著經過食道和胃部到達小腸，在腸道中繼續被澱粉酶消化。由於胃裡面沒有可消化醣類的澱粉酶，所以在這段過程中幾乎不會有任何作用。

換句話說，即使胃已經因蛋白質不足變得虛弱，只要選擇吃醣類的食物，就不會造成太大的負擔。這也是為什麼我發現很多胃不好的人，都喜歡以碳水化合物飲食為主的原因。假如原本已經蛋白質不足了，還持續選擇不必用胃就能消化的碳水化合物來解決三餐，胃就會變得越來越虛弱。

蛋白質不只影響胃酸分泌等消化機能，還會造成便秘。因為消化道的管壁也是由蛋白質構成的，一旦腸壁變衰弱，就無法順利進行擠出糞便的蠕動運動。造成便秘的原因有三種類型：

1腸內細菌的平衡崩壞。
2膳食纖維不足。
3腸壁衰弱（無法順利進行蠕動）。

在腸胃不適時服用抑制胃酸分泌的藥物，可以避免胃壁發炎的部位接觸到胃酸而產生不適。但胃酸的分泌被抑制後，消化功能也會因此降低，導致蛋白質或礦物質的吸收減少，結果反而助長胃部弱化，進而延伸出其他健康問題，必須從營養失調的根本問題改善。

攝取從蛋白質中分解的胺基酸
提高胃部的消化功能

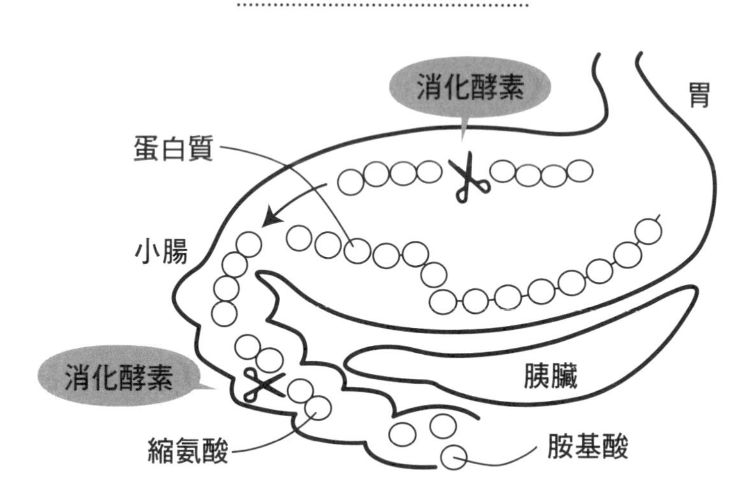

我在幫患者看診時，如果從口腔黏膜上看出有胃酸低弱的情形時，會建議他們到藥局購買「左旋麩醯胺酸（L-glutamine）」服用，這是一種可以用來合成蛋白質、能夠直接成為腸壁營養素的胺基酸，具有強化腸壁、消除便秘的作用。除此之外，消化道有所謂的「複合位移運動」，空腹時也會進行收縮蠕動，藉此擠出胃酸、膽汁或胰液以預防細菌的繁殖，因此，就算沒有吃東西不必消化時，也必須替身體補充充分的蛋白質。

缺什麼補什麼，比營養均衡更重要！

在營養療法中很強調「最佳濃度（Optimal Concentrations）」的觀念，指的是在某段期間內，為了將身體調整至最適當的狀態，所需要的必要物質濃度。

如同前面所述，體重六十公斤的人一天必須攝取約六十公克（實際上大約五十公克至七十五公克）的蛋白質。假如，這個人想要改善身體不適的狀況，只攝取三、四十公克的蛋白質就只足以用來維持生體機能，無法達到恢復健康的作用。

營養療法的個人差異性非常大。如同前面提到的，維生素C的最佳濃度最大可以相差到二十倍，有人吃一百毫克（mg）就出現反應，但也有人得吃到二百毫克（mg）才見效。

一般成人建議的每日維生素C至少要達到一百毫克（mg），但這是為了預防如壞血病等缺乏症出現所需的最低量，但並不等於「沒有壞血病就是維生素C充足」。營養素必須達到身體出現反應的量才符合需求。

我自己會每天口服攝取五百至六百毫克（mg）的維生素C，並且定期自行注射高濃度維生素C（五千毫克）的點滴。維生素C如果攝取過量會拉肚子，但我目前尚未發生過腹瀉的情形。當然，還感覺到身體狀況變得非常好。

維生素C的最佳濃度，就是即將造成腹瀉前的分量。要是沒有達到這個程度就不會有效果。我也是一邊調查是否有腹瀉的狀況，然後根據經驗找出最佳濃度。

維生素C具有各種抗氧化作用，我的友人罹患癌症時，幾乎每天注射一萬毫克（mg）的維生素C點滴。每次進行點滴療法結束後都會檢測血中的維生素濃度，但由於癌細胞氧化作用太強，即使已經注入一萬毫克（mg），過沒多久數值又會歸零，因此最初的效果不大，持續試了幾次後才成功讓症狀緩解，值得慶幸的是，現在癒後狀況也出乎意料地良好。

維生素C的最佳濃度

必要攝取量／日	100mg～2000mg
高濃度維生素C點滴	12g(12000mg)、25g(25000mg)
癌症治療	10000mg

維生素C一旦不足就容易感到疲倦。很多人雖然有自覺，卻推託給「因為最近工作很忙」、「可能是上星期喝酒的聚會太多」等外在因素，認為只是一時的不舒服而已。

身體的不適症狀，不會是在某一刻突然冒出來的。很多被稱為「生活習慣病」的慢性病，雖然乍看之下跟生活習慣沒什麼關聯，但其實除了細菌感染等狀況外，大部分都是體內平衡紊亂所導致。而近年來很多生活習慣病的起因，都是來自「不養生」，也就是所謂的「新型營養失調」。

所謂的新型營養失調，是指營養攝取不正確的狀況，例如：高熱量低營養、過多醣類使身體氧化而喪失營養素、因為酒精或加工食品造成維生素喪失……像這樣營養素偏差的情況，在我們日常的飲食中經常出現，導致雖然衣食無缺，卻陷入營養失調的局面。

但相較於早期缺乏糧食的營養不良，新型營養失調的問題很容易受到忽略。以攝取過多熱量來說，身體獲得了足以支持日常活動的能量，不僅不會虛弱無力，甚至還有多餘的熱量可以儲存而變胖。這是由於身體不知道何時可以攝取到正確營養，而將自己處於備戰狀態的緣故。就像是引擎壞了，於是啟動備用引擎來運作一樣，要是持續不修理就會造成身體損傷，面臨生病這個結局。

為了從根本改變身體的狀態，請開始執行以營養療法為基礎的解毒飲食法吧！每個人需要的營養最佳濃度不同，攝取到充足的營養之後，我們的身體自然會將養分供給到有需求的地方。

平均建議攝取量「僅供參考」

在現代的醫療制度中，如果還沒有辦法完全證實的部分，通常會依據臨床實驗結果來進行治療。但這僅止於參考，不是絕對值。

「有相關論文研究／臨床實證嗎？」
「那個醫生跟你說的完全相反。」
「這和媒體上報導的說法不一樣。」

在診療的過程中，我也曾遇過類似的反駁。在此，我們先針對大家所謂的「情報」究竟有多少可信度這點，來進行討論。

透過臨床實證，我們似乎能夠藉由常態分布來說明自然界中許多的現象。

這是因為中央極限定理的緣故，即使有數據分布在異常區域，但就平均及統計結果來看，還是會接近常態分布。說起來，在科學的世界中，存在著**統計分析不適用於個人狀況**

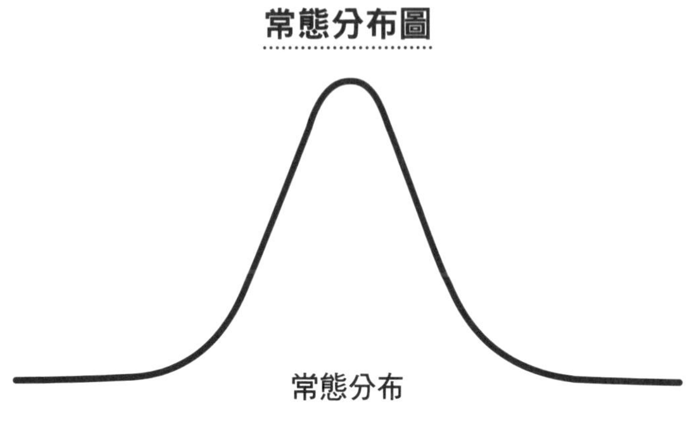

這樣的前提。由於「相關關係」與「因果關係」這兩者是完全不同觀念，即使A不會成為B的原因，兩者之間的變數也可能互相關聯。

換句話說，論文裡的統計分析數據，是透過圖表呈現出平均值的中位數，無法顯示出個體差異。例如，每個人的維他命C最佳濃度可以相差到二十倍之多　如果今天分別有需要攝取一百毫克（mg）跟二千毫克（mg）的人，結果卻取平均值一千零五十毫克（mg）來攝取，最後當然不是過量，就是不足。

消費心理學中有個理論是「情感動機」，指「先在情感驅使下決定購買，再找理由說服自己」的消費方式。比起因正當理由採取行動，人們會更優先選擇「簡單又可以擺脫眼下痛苦的方法」，接著再以「多虧如此才能休息」這樣的想法，讓自己接受行動的結果。

論文、公式等研究結果，必須在符合人們的習慣、哲學與道德等前提下，才能發揮它的功用。而且這些結果中也存在許多不確定因素，在幾十萬篇論文中得以接近「已被證實」的文獻也是屈指可數。因此，我常常跟患者說：「請遵循自身的狀況以及偏好」。

醫療日新月異，應該在一邊煩惱、思考，一邊觀察、討論之下，不斷確立出新的治療方式。但實際上的現況，卻充斥著僅以「符合統計學或文獻佐證」為由輕易下結論，或「只是個人情況」，卻在媒體上營造成專業知識發布的醫療亂象。

比方說，大家都認為「牙齒矯正最好在小時候做」，然而，有關矯正牙齒的臨床實證醫學幾乎是零。即使長大再做矯正，結果也是一樣的。像這樣的例子不勝枚舉，將不確切的情報套上權威的外衣，包裝成彷彿真實般的資訊，誤導那些「渴求幫助的人們」。

論文或研究數據是一個參考性的指標，不全然是正解。人體還有很多不可解的機制，我們就像身處在無際沙漠，僅能仰賴經驗和地理環境，模糊推測出「前方可能有綠洲」。

一般我們做的血液檢查，標準差通常是±2SD。簡單來說，就是符合常態分布的數據，大約佔抽測者總體的九十五%。聽起來很合理，但問題在於這裡提到的總體，並不是全國國民的資料，而是從龐大的樣本中隨機抽選出的對象。由於沒有樣本數量的規定，因此有時也會以某個組織或是集團進行採樣。也就是說，所謂參考值並非整體的統計資料，**參考值也會因臨床檢驗機構而異**。

舉例來說，血液檢查中的癌胚抗原（CEA）、血液膽鹼酯酶（ChE）、γ-谷氨醯轉肽酶（γ-GT）等項目，都存在極大的個人差異，因此，**檢驗數值在建議範圍內就代表身體機能正常，這個想法本身就是一個很大的誤解**。相反地，氯（Cl）、鈣（Ca）、鈉（Na）等項目的個人變動率則較低，可以透過檢查掌握到相對精準的情況。

健康檢查中的參考值，大多採用同樣的數值。雖然在營養療法中，血液檢查也被視為重要客觀的參考依據之一，但基於上述理由，我認為不能光用參考值來判斷，還必須針對個人觀察症狀、外表與生活習慣、飲食內容等，才能做出最符合現況的診斷。

以肝功能的檢查項目來說，天門冬胺酸轉胺酶（AST）和丙胺酸轉胺酶（ALT）是兩個很重要的指標，若在參考值範圍內，就會視為正常狀態。但從營養療法的角度來看，即使AST、ALT皆符合標準，也會從數值的平衡來推測脂肪肝或溶血反應，與探討在這背後的氧化壓力與血糖調整。健康檢查的數據不是只要在參考值範圍內就沒事，其他檢測項目明明出現問題，為什麼這個項目會落在標準範圍？這點也是必須釐清的問題。

只要身體有感覺到不舒服的症狀，就一定是哪裡出了問題。即便健康檢查結果都符合標準，去醫院看診也找不出任何異常，依然建議在擔心「是精神上的問題嗎？」、「是不治之症嗎？」之前，不妨再去看一次願意用不同剖析方式進行診療的醫生。透過血液檢查的資料，不僅可以了解營養素的利用與合成是否順利進行，還能看出體內發炎、感染症狀、器官運作等情況。

濫吃無用，營養素怎麼攝取才有效？

在前文探討最佳濃度的內容中，有提到營養素的必要攝取量會因人而異。除此之外，營養素的攝取方式也非常重要。

以標榜含有膠原蛋白的保養品來說，其實膠原蛋白的分子量很大，抹在皮膚或黏膜上也無法吸收。即便是透過服用攝取，膠原蛋白也會在體內被分解成胺基酸，導致原本的膠原蛋白型態被改變，很難有效吸收。

雖然以目前人類的知識，還無法網羅到所有營養素進入體內後的反應，像是如何被分解，如何去做分配等，都尚未有完美的解答。而營養療法的基本概念，則是先找出身體缺乏的營養素，**攝取所需的營養素之後，接下來就全權交給身體去處理**。這樣的概念其實就跟在醫學上會將維生素 B_{12}、維生素C、輔酶 Q_{10} 等營養素當作處方藥劑使用一樣，利用補充不足的營養，達到改善身體不適的訴求。

但營養療法和醫療上提供營養補給品的方式略有不同，不是出現缺乏症狀後的治療，也不是為了補救因老化、退化的補強措施，而是利用原本就存在於人體內的物質調整營養狀態，從根本積極改善病況與提高身體機能。

此時最重要的攝取原則，就是**「原始狀態」**。原始（Crude）的意思是「保持天然」、「未加工」。在補給營養素時，必須先初步了解該營養素的運作狀態，以免該物質在體內不小心和其他元素結合，結果產生化學反應而達不到預期的成效。

例如牙齦炎是因為缺乏膠原蛋白，但如果讓患者直接攝取膠原蛋白，結果也會因為無法吸收而沒有效果。**但只要透過攝取構成膠原蛋白的「原始前驅物」——蛋白質，就可以讓牙床生成膠原蛋白**，達到過往治療方式達不到的牙齦改善效果。

以構成蛋白質的胺基酸來說，人體約需二十種胺基酸，才足以維持各種蛋白質的構造及平衡。換句話說，即使有十毫克（mg）的纈胺酸，但若只有五毫克（mg）的白胺酸，那麼胺基酸也只能發揮到全體的五毫克（mg）的作用（纈胺酸、白胺酸都是胺基酸的一種）。

如果光是喝青汁這種強調特定效能而加工合成的保健食品，其實並不會出現預期的效果。因為進入體內後，就會被分解成看不出原型的小分子。與其如此，不如吃雞胸肉攝取

蛋白質消化率校正胺基酸評分

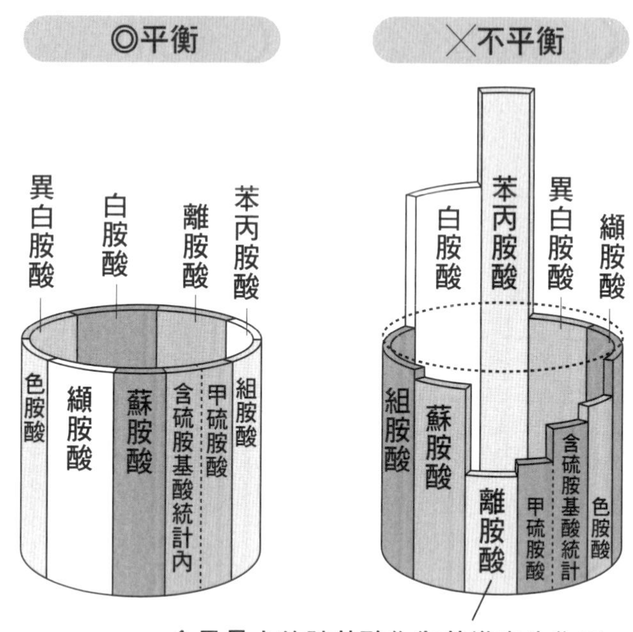

蛋白質，或是吃肝臟補鐵，盡可能將自然界存在的東西，以它原始的形式攝取，維持體內正常平衡的運作。這也是在實踐營養療法時很重要的事情。

另一個原則是必須為**「前驅物質」**，指在形成某營養素前的階段性物質。

無論是膠原蛋白或肌肉皆為組織，而組織是由細胞所構成，細胞則是由細胞膜、細胞核、粒線體、基質、內質網或高基氏體等構

攝取原始狀態的前驅物質後，交由身體自行分配

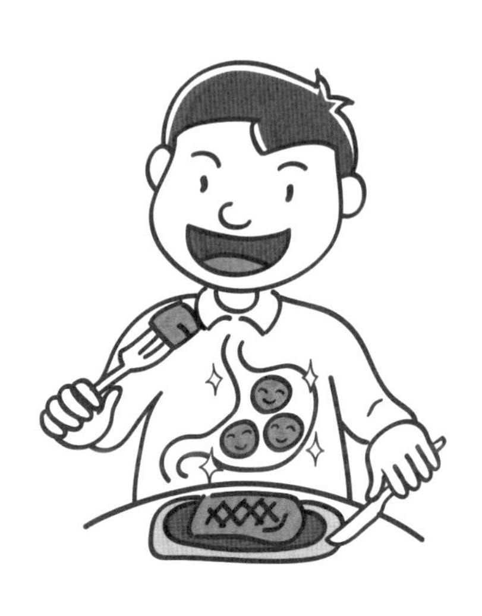

成，這些物質又是由膽固醇、蛋白質或礦物質構成，上述物質則是由氮、氧、碳或氫構成。若要一個個思考哪個階段該攝取什麼營養素肯定會沒完沒了。

因此，只要盡可能選擇構成身體最基本的營養素來攝取即可。舉例來說，若鐵質不足，就攝取像血基質（與蛋白質結合的鐵質）這樣的大分子營養素，由於全身細胞都需要鐵質，體內有需求的部位會自行吸收所需量，並排出不需要的物質。維生素B群也是一樣的道理，每個階段需要的維生素B不同，不會只攝取維生素B_1或維生素B_{12}。在理解最佳濃度前提下，攝取原始狀態的前驅物質後，剩下就交給身體進行營養分配吧！

讓細胞機能大提升的關鍵營養素

呼吸可分為兩種，一種是使用肺部與外界交換氣體，稱為「外呼吸」。另一種是組織細胞透過分解葡萄糖或肝糖等有機化合物（呼吸基質），並抽出能量生成ATP（三磷酸腺苷）的過程，稱為「內呼吸」。內呼吸的過程，需要經過糖解→三羧酸循環→電子傳遞鏈等各階段。在產生ATP的反應作用中，必須要有**蛋白質**與**維生素B群**，以及許多作為輔酶的礦物質，才能順利進行。

為什麼要補充營養呢？**從營養療法的基本角度，就是為了讓身體能正常產生ATP。ATP被視為引起所有身體反應所需能量來源的物質**。

屬於胺基酸之一的牛磺酸，是有助於提升ATP生成的重要營養素，其中之一的功效是消除疲勞。也因此，有些提神飲料會特別強調添加了牛磺酸。但從實際面來看，這樣的方式根本沒有辦法讓身體吸收牛磺酸，我們喝了之後有精神，其實是咖啡因與糖質作用的功勞。如果想要真正提神，攝取前驅物質的蛋白質與維生素B群才是更有效的方式。

ATP的產生過程

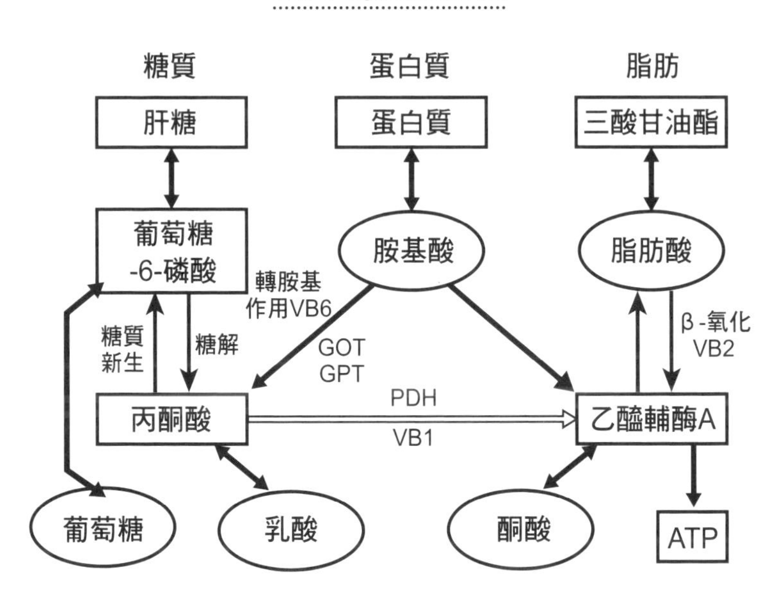

除此之外，也希望大家多攝取**血基質鐵**。最早在生命誕生時，地球上的氧氣濃度低，當時，鐵質以二價鐵（Fe^{2+}）的形式存在。生物雖然利用二價鐵進行演化，但不久後氧氣濃度變高，生物體內也開始增加不易吸收的三價鐵（Fe^{3+}）。對人類來說，這便是缺乏鐵質的開端。

此外，爭奪鐵質的戰爭也時常在我們的體內展開。一些與人類共生的細菌或酵母，會附著在三價鐵與高親和性的小分子上，透過發生鐵離子還原酶來吸收鐵質而生存，瓜分體內僅存的鐵含量。

鐵質擔當著將肺部吸收的氧氣運

送至全身的角色，為人體產生能量。我們吃進去的鐵質會在十二指腸、迴腸被吸收後，轉化成鐵蛋白或血鐵質的形式儲存於體內，並在人體需要時會迅速轉換並釋放。成人需要的存鐵量為一千毫克（mg），每1ng／ml的鐵蛋白會需要八毫克（mg）的鐵質，所以理論上需要125ng／ml的鐵蛋白，但一般而言，只要達到100ng／ml就會被判斷為正常值。

一九九七年，根據世界衛生組織（WHO）統計，全世界有超過二十億人處於缺乏鐵質的狀態。再回溯到一九八二年，當時全世界五十億人口中，約五億人有缺鐵問題。缺鐵的情況在短短十五年內以驚人速度成長了四倍。但弔詭的是，即便缺少鐵質已經是世界共同的困境，還是鮮少有人重視相關議題。在健康檢查時被診斷出「貧血」的人，依然被歸類為罕見症狀。之所以造成這個現象的主要原因，是因為缺鐵後出現的症狀過於龐雜，很難被聯想到是「缺鐵」的緣故。

在解毒飲食法中，**蛋白質**、**維生素B群**、**血基質鐵**是最重要的三大基本營養素。無法單靠食物補足的一日所需量，更需要仰賴保健食品補強。

第 3 章

禍從口入！從口腔辨識你的健康指數

醣類灌溉下的細菌大反撲

一段時間沒刷牙，或是有地方沒刷到時，牙齒表面會出現一層白色的齒垢，也就是牙菌斑。正確刷牙可以去除牙菌斑，並讓舌頭碰到牙齒的觸感變得光滑。

應該很多人曾經有過在牙醫診所，用紅色顯示劑把牙齒染得紅通通，藉此檢查牙菌斑分布狀況的經驗。牙菌斑如此受到重視，正因為它就是造成口腔內許多問題的元凶。

若口腔裡的衛生狀態持續惡化，食物進到嘴裡後，會帶著大量增殖的腸道害菌一起到胃裡，接著又因為虛弱的胃沒有辦法消化、殺菌，再直接保送到腸道中。結果就是打亂腸道內的菌群平衡，造成自體免疫力下降，引起免疫異常、全身性發炎、全身性疾病、自體免疫疾病等症狀。

因此，為了避免「禍從口入」，導致引發更多體內的疾病，整頓口腔內的菌叢，避免牙菌斑堆積等口腔的保健非常重要。

口腔環境被打亂，造成免疫力下降

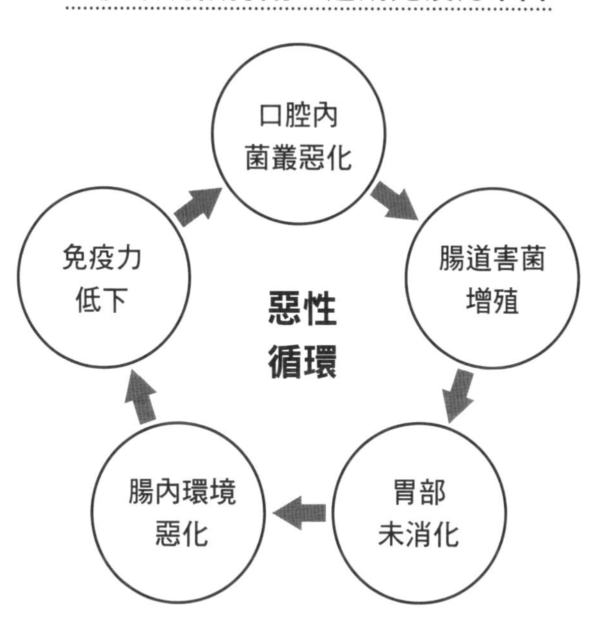

我的妻子在嘗試各種療法時，曾經在我以前工作的醫院院長建議下，使用當時非常流行的次氯酸水漱口水漱口，沒想到卻因此打亂了口腔內菌叢的平衡，讓腸道菌群中的念珠球菌異常增殖而傷害到腸黏膜，導致腸漏症找上門。

當消化功能變差之後，即便特地攝取營養，也很難實際感受到成效。因此，為了讓營養能夠確實發揮作用，就必須先整頓口腔內菌叢以及提升腸胃功能。

牙菌斑不僅是食物的殘渣（食物碎屑）或口腔黏膜上脫落的東

西。用顯微鏡觀察，可以發現各種大小的細菌混在一起。據說約每一毫克的牙菌斑裡就有一億個細菌。牙菌斑成熟後，除了細菌之外，還會有微生物、酵母及原生動物在裡面。

牙菌斑裡的細菌數量，每三小時就會增生兩倍。換句話說，一個細菌過了二十四小時，就會變成二百五十六個細菌。而這些細菌，大多都混在唾液中被我們吞下。

根據食物與牙菌斑的研究調查發現，牙菌斑的生成大多是由醣類進行主導。

在為期三至四天的研究中，發現和沒有攝取醣類的情況相比，攝取蔗糖時牙菌斑會明顯地大量繁殖，葡萄糖與果糖則沒有明顯的差異。同時也發現到，不同醣類形成的菌叢也不同，當吃下蔗糖時，腸道害菌的比例相對增加了許多。

若牙菌斑堆積到一定厚度的話，牙齒表面會與氧氣隔絕而處於酸性的環境，甚至腐蝕琺瑯質中的礦物。因為是連人體最硬的琺瑯質所構成的牙齒都能溶解的強酸性，就算使用電鑽也無法徹底清除。即使強度尚不足以腐蝕琺瑯質，也會因鏈球菌發出酸性物質而導致蛀牙。

「蛀牙」及「牙周病」被稱作為牙科的兩大疾病，其中，蛀牙是早在一八〇〇年代就頻繁出現案例的疾病。根據許多學者的研究，**蛀牙的原因在於蔗糖，也就是精製砂糖的攝取量增加**。

自古以來，砂糖就廣泛被用來保存食品，本身具有防止細菌繁殖的功能。但另一方面，也有些少數細菌是靠砂糖來進行繁殖，例如造成蛀牙的鏈球菌就是其一。也就是說，當我們**攝取砂糖後，不僅口腔內的常在菌受到很大的傷害，鏈球菌的數量也會加倍成長，讓蛀牙的機率大幅提升**。成為蛀牙原因的鏈球菌，是藉由將醣類儲藏於胞內來進行增殖。若鏈球菌已經存在於口腔中，即使吃完甜食就立刻刷牙，也沒有辦法改善惡劣的環境。

醣類會殺害腸道益菌，讓口腔內只留下害菌。這個結果也關係到牙菌斑的發育和生存。而且，醣類是腸道內的念珠菌及大腸桿菌的最愛。如果出現**常常放屁、有體味、便秘、過敏等症狀，都是腸道菌群平衡被打亂的警訊**。

口腔是幫健康把關的第一道防線

早期都說人體內有六十兆個細胞，但根據近年來的研究，三十七兆才是更為有力的數量。不過真正令人震驚的，是不管六十兆還是三十七兆，存在於身體表面與體內的細菌數量，都遠遠比細胞來得多，據說有一百兆至數百兆左右。

如此龐大數量的細菌存在於人體內的各個角落，輔助各個器官的運作，幫助我們維持日常健康。像這樣某個生物寄生在另一個生物身上，互相協助生存下去的形式，就稱作為「共生」。

人類與細菌原本就是透過共生一同存活。舉例來說，相信許多人都知道，腸道細菌數量的平衡對人體的健康有著舉足輕重的影響。

所以有些人會吃優格攝取乳酸菌，想要改善便秘或腹瀉的問題。但事實上，我們吃進去的乳酸菌幾乎都被胃酸給消化掉，根本無法抵達腸道內。曾經有研究報告指出，一天至少要吃掉十六盒四百公克盒裝的優格，才能「稍微」給予腸道菌群影響。因此，那些說吃了優格後排便變順暢的人，與其說是腸道菌群得到整頓，不如說是因乳製品引發過敏症狀而拉肚子比較恰當。

除此之外，雖然當成保健食品也不錯，但大多數的「益生菌」並不會固定在體內持續增殖。因此，多注意醣類的攝取，並仔細用牙刷與牙線潔牙，其實更能達到整頓口腔菌叢的功效。

人體的腸道內有二至六億個神經細胞，與大腦之間有著緊密聯繫，稱為「腸—腦軸線」。在生理學中，有八成的神經傳導物質「血清素」是由腸道菌製造，並被大腦使用。這樣的緊密關係，同時也存在於口腔到腸道間，也就是所謂的消化系統（腸道）中。所以，**口腔內常在菌的平衡，也會影響到體內常在菌的平衡**。

「只是單純治療牙齒，不至於影響到全身。」

這樣的想法幾乎是大多數牙科醫生的共識。雖然在醫學院時曾經學過「口腔與全身的關聯」，但因為「沒有實際治療過」的案例，所以並沒有學過真正的治療方式。直到開始涉獵營養療法之前，我也從來不曾想過口腔診療可以和全身健康做連結。

但這幾年來，我在每天的診療中發現，肝炎患者的口腔黏膜上容易出現扁平苔蘚、服用高血壓藥物的患者的牙齦會增生……實際上，全身的症狀都可以在口腔中得到確認。

在進行營養療法時，口腔的保健非常重要。如果沒有養成將身體與口腔連結在一起思考的習慣，可能在治療過程中使用造成銅離子與鋅離子比例失衡的藥劑，或是貼上含有致癌物質的藥劑，使用毀滅性消毒口腔內細菌的漱口水來漱口等，做出對身體有害的行為。

美國食品藥品監督管理局（FDA）也曾經對宣稱擁有無菌效果的產品，像是藥用肥皂以及牙周護理潔齒液等商品下令進行改善。這些著重在殺菌效果的產品，反而可能造成皮膚出現濕疹等反應，或是過度殺菌結果對消化道菌叢造成不良影響。

許多廠商會在漱口水中加入酒精，讓使用後口腔黏膜表面變得光滑。但其實根據實證醫學數據顯示，漱口這個動作無法完全清潔到牙周囊袋和牙縫。

而且大家不要忘記了，人體內的細胞數為三十七兆，但細菌的數量可能有兩百兆。人體不論是皮膚、口腔內或黏膜上，沒有任何一處是不和細菌共生的。特別是鼻腔黏膜、咽部黏膜與口腔黏膜這幾處，都是仰賴常在菌幫忙防禦，才能避免外來入侵的細菌著床繁殖。**以無菌為目標是件奇怪的事，比起無菌，更重要的是整頓口腔內菌叢。**

「以前看的牙醫都沒有說過口腔和全身健康也有關係。」經常有慢性病患者這麼跟我說。其實以牙醫業界的現況來看，牙科與全身健康的背離，才是理所當然的「常理」。因為至今為止，大家都是將牙科獨立成一個專門領域，沒有針對口腔與全身的關係性進行過完整的研究。

通常，侵入血管內的細菌會在數分鐘之內被驅逐（單核吞噬細胞系統）。但是，如果發展成牙周病，牙周囊袋會成為細菌的入口，變成細菌經常性持續入侵的環境。於是白血球、內皮細胞、幹細胞會把它當成異物（抗原）攻擊，形成抗原抗體反應，導致全身性的發炎。

這樣一來，如果涉及到系統性炎症的細胞因子，例如腫瘤壞死因子-α或細胞激素IL-6在血中濃度上升的話，細胞中的胰島素受體功能會被阻擋，造成葡萄糖無法被消耗，血糖升高的狀態。當血糖值越高，蛋白質越容易與糖結合後劣化，產生擁有強烈毒性的物質，導致各式各樣的老化現象。

此外，從引起動脈粥樣硬化的牙菌斑中，也可以檢驗出牙周病菌種。

據說這是由於細胞表面受體（類鐸受體）感知到牙周病菌（牙齦紫質單孢菌）後引起免疫反應，在牙周組織被破壞的同時，也促進動脈粥樣硬化的發炎反應。更何況這一系列免疫反應中產生的細胞激素IL-6等系統性炎症細胞因子，也會對肝臟起作用，造成C反應蛋白（CRP）與血紅素（HbAlc）上升的反應，對人體的影響不容忽視。

SIBO小腸菌叢過度增生

你聽過「小腸菌叢過度增生（Small intestine bacterial overgrowth）」嗎？這種簡稱SIBO的疾病，是一種存在於大腸中的細菌跑進小腸內的疾病，也有可能是口腔常在菌進入了本來很少細菌存在的小腸，或是腸道菌群從大腸逆流造成小腸感染症的情況。這些症狀也說明了口腔與腸道間的關聯性。

SIBO引發的症狀不止侷限於腹部，也有可能與過敏、腸躁症、肥胖症、憂鬱症、肌膚惡化、心肌梗塞、糖尿病等多種全身性疾病有關。其中，大部分的腸躁症幾乎都是因SIBO而引發的疾病，需要透過飲食療法與口腔保健治療。而解毒飲食，就是最有效的

SIBO小腸菌叢過度增生

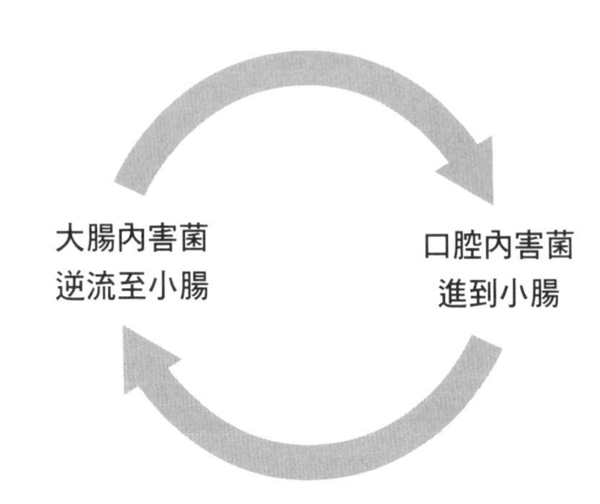

治療方式。

只要有腹脹狀況或小腹隆起的人，都很有可能具有ＳＩＢＯ的問題，可以將一種叫做「洋車前子」的食用膠質纖維加入水中調配飲用，達到清潔腸道的作用。

靜脈注射鐵劑也可能是導致ＳＩＢＯ的原因。鐵質在體內由三價鐵轉換為二價鐵吸收時，可能會形成自由基，稱為芬頓反應，而轉換的部位就是小腸（這時候也有可能引起組織損傷）。也就是說，若是過量攝取吸收率低的非血基質鐵（其形式為三價鐵），會導致腸道菌群活化，增加造成ＳＩＢＯ的機率。這也是為什麼建議大家使用解毒飲食法來攝取鐵質的原因。

磨牙、牙齒黃，都是「醣」的傑作

醣類不只造成口腔內菌叢環境惡化，還有增加磨牙次數的可能性。

其實，幾乎大部分的人都會磨牙。原本根據磨牙與胃潰瘍之間的關聯性，普遍認為磨牙的原因與壓力有關，但不僅僅是這樣，也有可能是受到醣類的影響。因為除了精神上的壓力之外，醣類造成的氧化壓力也是一種壓力。

為了抑制因攝取醣類而上升的血糖值，人體會分泌胰島素。這時，為了讓急速下降的血糖值提升，交感神經會處於優位狀態，變得興奮引起磨牙。狀況因人而異，有的人會磨牙持續五小時以上，長久下來，不僅會造成牙齒、下顎肌肉、顳顎關節、骨骼損傷，睡眠品質也會下降。此外，若腎上腺素分泌，交感神經居於優勢，血管收縮就會造成高血壓。

因此，磨牙與血糖調節異常之間的關連也需要多加留意。**如果要減少壓力，就要攝取蛋白質**。抗壓物質γ-胺基丁酸（GABA）就是從蛋白質中生成，而要生成GABA，也需要維生素Ｂ等營養的輔助。

牙齒變色，有可能是因為口腔內沒有保持乾淨，造成牙菌斑堆積，或是吸菸者被焦油附著，飲茶愛好者的牙齒上附著鞣質等，具有各種原因。而近年來我發現另外一個造成牙齒變黃的主要原因，就是醣類的攝取。

醣類攝取較多的人，牙齒的顏色會偏向黃色。孩童剛長出的恆齒又白又亮，卻在吃了點心後變黃，甚至比原本就存在的乳齒更明顯偏黃，這樣的現象除了體質及遺傳因素之外，有更大的可能是出生後飲食習慣造成的影響。

蛋白質是由不同種類的胺基酸組合而成，其中有一種叫做脯安酸的胺基酸，特別容易受到醣類影響，導致變色或變硬等不好的變化。應該有許多人見過蘋果氧化變黑的樣子，這個反應也被稱為梅納反應或醣化，是**因醣類強烈影響而造成的現象**。

唾液中也存在著脯安酸，會與醣產生反應，結合後黏著在牙齒表面，讓牙齒變黃，甚至連牙齒內部的牙本質都因醣類而變色。

牙齒不整齊，「鐵」定有問題！

被譽為「營養學界達爾文」的韋斯頓・普萊斯醫生，在世界各國針對牙齒排列的狀況進行了全面性的調查，發現吃原始食物的人，幾乎沒有咬合不正的問題，也沒有蛀牙。後來北卡羅來納大學一位教授，又再根據其研究結果去觀察生存於數萬年前洞窟中被挖掘出來的人骨，再度證實了這個理論。

古時候的人，幾乎沒有現代人常見的齒列錯位、參差不齊等問題，即使咬合不正，也是因為骨骼錯位造成。而且，同樣的情況也在維持傳統飲食生活的原住民身上得到驗證。有趣的是，即使出生在同一個部落，**如果母親的飲食習慣改變成現代飲食，她的孩子就有可能出現齒列不整的現象**。這是由於孩子在母親胎內時，乳齒就開始生長的緣故。

膠原蛋白周圍附著上鈣質與鎂就能形成骨骼，而形成膠原蛋白需要鐵質。就如同前面提及，全世界正陷入缺乏鐵質的狀況，而且不只先天性的因素，後天性鐵質缺乏的情況也日益嚴重，這也是為什麼咬合不正的狀況越來越頻繁的原因。

一般成人一天要口服攝取十至十五毫克（mg）的鐵質，身體約會使用其中的一〇%，相當於只有一毫克（mg）左右，吸收率相當差。其餘的鐵質都因消化系統潛血、剝離或脫落等各種原因而流失。我們攝取的鐵質中，流失與吸收的量幾乎不相上下。

尤其是女性，每個月還會因經血流失鐵質。如果以平均月經量約六十毫升（ml）來算，流失的鐵質就有三十毫克（mg），再加上人體本來流失的鐵質，相當於每天流失掉二毫克（mg）的鐵質。因此，**女性必須比成人男性多攝取兩倍的鐵質**。此外，懷孕時期每日流失的鐵質就高達三毫克（mg），而生產一次體內會流失一半以上的鐵質。

鐵質缺乏最主要的原因有下列兩項：

1 食物中的含鐵量下降

精緻加工食品、乳製品、水果、砂糖、油脂等不含鐵質的食品攝取量增加，以及逐漸不用鐵製調理器具，也不用有機肥料栽培蔬菜，都是食物中含鐵量減少的原因。除此之外，栽培作物時不使用堆肥改用化學肥料這點，也是造成土壤中鐵質含量減少的因素。

2 吸收障礙

若胃部虛弱，鐵質的吸收能力也會下降。此外，在疲勞狀態中鐵質也容易流失　導致鐵質缺乏。

有些人為了消除疲勞去按摩，想要排除肌肉中堆積的乳酸等代謝物質，促進血液循環。確實，有可能因為乳酸堆積而造成身體的活動力下降，但並非排除乳酸之後就能解除疲勞。如果疲勞感一直無法解除時，就要懷疑是否是鐵質缺乏所造成。若從血液循環變好這個觀點來看，補充鐵質就能增加血紅素與氧氣的結合率。

原本，乳酸是醣類轉變為葡萄糖的過程中，不受丙酮酸去氫酶複合體作用，發生反轉代謝而生成的物質，並非因疲勞而產生。因此，光是透過按摩，也沒有辦法確實達到消除疲勞的功效，還有可能出現發炎的反效果，導致疼痛或機能障礙。

B群不只補體力，更能補腦力！

「沒什麼」、「普通」、「沒什麼特別的……」

當詢問孩子們在學校發生的事情，卻得到這樣的回答時，父母往往認為是「自我意識萌芽了嗎？」、「青春期到了？」等心理上的轉變。但如果從營養層面來看，卻會發現也許是缺乏維生素B所造成。

據說人對事物的興趣、關心程度，會透過維生素B_1發生五倍的變化。不僅如此，根據針對「維生素B群充足」和「維生素B群不足」的母親所做的研究結果顯示，適當補充維生素B群的母親生下的孩童，**平均IQ高了十分**，甚至還有可能差到三十分以上（維生素B群充足的案例，最高數值為IQ一五〇分，未攝取的案例最高數值為IQ一一七分）。

此外，也有研究結果指出，藉由攝取維生素B_{12}可以**改善失智症**。

維生素B群中含有葉酸，能讓胎兒的神經傳遞變佳，因此經常建議孕婦要多補充葉酸。但是，人工精緻的葉酸會造成正常細胞活動變困難（阻滯甲基化），由於曾經出現過導致孩子罹患自閉症的案例，因此也有醫生認為孕婦不應該服用人工葉酸。換句話說，如果要攝取葉酸，就必須挑選天然的葉酸保健食品。但如果從營養療法的觀點來看，與其執著不好買的天然葉酸，我們更建議孕婦多攝取維生素B群和血基質鐵。

攝取維生素B群不僅有助於補充葉酸，還能夠提升睡眠品質。若缺乏維生素B群，就無法分泌褪黑激素，容易導致睡眠品質下降。想要知道自己睡眠品質好不好的人，可以透過「會不會做夢」來分辨。「不管怎麼睡都好累」、「睡覺很容易作夢」、「一點風吹草動就醒來」每當我聽到患者或身邊的人這樣說，就會建議他們多攝取維生素B群，大部分的人後來睡眠品質都因此大幅提升許多。順帶一提，其實嬰兒夜間哭鬧，也是缺乏維生素B，過於淺眠而引起。

此之外，鐵質也和睡眠有關。因為**缺乏鐵質也是抑制褪黑激素分泌的原因**之一。這也是為什麼有很多女性特別淺眠，不是失眠到早上，就是在半夜突然醒來。另外還有一種睡不好的情況，是當處於安靜或休息狀態時，會忍不住一直想動腳，甚至因此干擾睡眠。像這樣的狀況，除了需要補充鐵之外，也要留意鎂的攝取。

缺鎂的症狀很容易被誤認是缺乏其他礦物質而被忽略，但鎂對人體的重要性不容小覷，如果缺鎂，體內就容易生成結石。**自古以來，膽結石等等問題都是藉由攝取鎂來改善**。假如你平常很注意口腔保健，卻還是常有結石的話，就很有可能是體內缺鎂的關係。

營養素夠不夠，問身體就知道

營養素左右了我們人體的運作，因此當缺乏某種物質時，便會以各種不同的症狀顯現出來，必須從各方角度去推敲，才能找出真正的原因。

舉例來說，造成敏感性牙齒的原因之一是琺瑯質流失、牙本質外露。以前的治療方式，是以樹脂等填充物填補磨耗的洞口。但這是治標不治本的方式，因為患者的牙本質並非一夕之間突然外露，而是在很早之前，就因為某個契機開始對冷的東西感到敏感痠痛，日漸磨損所致。而這個契機合理推測，是從身體內部產生的變化，也就是和營養素有關。

營養素的影響是環環相扣的，必須從各個層面仔細推敲，即便同一個症狀，也有可能是由不同原因引發。例如，敏感性牙齒有可能是因為菸鹼酸不足，至於判斷是否為菸鹼酸不足，可以從患者是否有脂肪肝做初步判斷。

除此之外，如果看到患者走進診間的姿勢異常，我就會推斷也許是其他原因造成的敏感性牙齒，例如缺乏維生素D和蛋白質。維生素D可以改善肌肉僵硬、不自然的狀況，是在治療老化衰弱等症狀時備受注目的營養素。我們在幫走路一跛一跛的高齡者進行血液檢查時，時常會發現他們的維生素D濃度低於30 ng／ml。而且**只要多服用維生素D之後，就變得能夠正常走路**。之前有一個以日本職業足球聯賽選手為對象的實驗，得到的結果顯示，**攝取維生素D的選手，遠比沒攝取的選手更不容易受傷**。

可以輕易從口腔環境中推斷出的營養素狀態，還有蛋白質。

蛋白質缺乏會反應在唾液量上。一般牙醫診療時，會讓患者咀嚼無糖口香糖，藉此來測定唾液量。但此時出現的是在咀嚼狀態、活動時分泌的唾液，對整體來說只是暫時性的反應。在大多數情況下，重要的還是靜止狀態時分泌的唾液，此時的量與質都是為了維持口腔內恆常性的重要性存在。唾液就如同海綿，隨著咀嚼肌的動作擠出而產生唾液。自己在測試的時候，可以將嘴唇翻起約一分鐘左右，看看分泌出多少唾液。如果分泌量很少，就有可能是因缺乏蛋白質造成身體脫水的情況。

蛋白質缺乏會造成肌肉活動力下降，結果上，不僅容易引起吸入性肺炎，嚴重的話還可能發展成肌少症、老化、運動障礙症候群，最後導致臥床不起。若缺乏蛋白質，不僅會出現脫水現象，肌肉也會被分解。這是藉由分解肌肉進行糖質新生作用，以維持血糖值來保護大腦的機制。如果缺乏運動還是持續變瘦的話，可能就是這個原因造成。

雖然現在運動的風氣越來越盛行，也經常可以看到中老年人勤勞上地區運動中心運動的光景。但其實，**若運動前不先攝取蛋白質（胺基酸）的話，就無法長肌肉，再怎麼訓練也是白忙一場**。再加上，運動需要比平常多消耗兩倍左右的蛋白質，若在蛋白質攝取不足的情況下運動，反而容易造成身體氧化。

如果帶著因缺乏蛋白質引發的肌肉痠痛去運動，受傷的可能性就會大幅提升。再加上**流汗會造成鐵和鋅的流失**，若是來不及補充，就會引發關節疼痛，變得更容易受傷。在缺乏蛋白質的狀態下，**比起運動，先從輕鬆外出散步開始做起吧**，還能一邊進行日光浴一邊讓身體產生維生素D。

經常在沒有階梯的地方絆倒，或是手腳常常撞到桌子、椅子的人，有可能不只是注意力缺乏，而是脊髓小腦萎縮症，由小腦的神經功能障礙所引起。嚴重的情況，走路會如同酩酊大醉一般搖搖晃晃，說話口齒不清。每當遇到這樣的患者時，我都會在問診時聽到他們說：「我每天都吃麵包」、「我很喜歡吃義大利麵」等回答。**麩質雖然也是蛋白質的一種，但攝取過量會阻礙大腦的神經傳導，也會對甲狀腺功能造成影響。**

有些人明明沒有運動習慣，卻會關節痠痛。關節痠痛大多是因為缺乏膠原蛋白或硫酸軟骨素等軟骨組織成分造成。這些物質都是由蛋白質與鐵質組成。而且缺乏硫酸軟骨素也會關係到視網膜的結合，因此有可能導致飛蚊症。我如果在問診的時候，發現患者有嘴巴合不起來或張開會疼痛等，疑似顳顎關節症候群的問題時，也會建議他們多攝取蛋白質和鐵質。我的母親也是，之前連站起來都很辛苦，但在攝取蛋白質與鐵質後短短兩個月，就變得可以長時間跪坐了。

有些人可能會感到疑惑，為什麼不直接攝取軟骨素，而是建議補充更前端的蛋白質和鐵質。這是因為市面上販賣的軟骨素，有些雖然寫著鯊魚軟骨精華，檢驗後卻發現有陸上動物的DNA。此外，也有論文指出，硫酸軟骨素可能會阻礙損傷神經的電子信號傳遞軸突再生，結果非但沒有改善關節痠痛的問題，反而還阻礙到神經。

即使服用保健食品，也不要期待試一次就會出現效果。如同種子發芽需要時間一般，應該要多嘗試幾次，並找到適合自己的保健食品。雖然也有人保持著「我想要完全透過飲食攝取營養」的態度，但如果已經出現缺乏症狀，希望改善以及維持日常健康的話，需要相當多的分量才夠。假如以吃納豆補充維生素B_1來說，一天要吃到二千五百盒納豆才夠，根本不可能。

此外，即使想從食材中攝取營養，也會因加熱調理或加工使營養素流失。蔬果汁也是，**蔬菜水果放入果汁機打的瞬間，裡面酵素就會被破壞殆盡**。想要維持健康，每天早上喝一杯蔬果汁或精力湯的人，攝取到的只不過是醣類而已，請戒掉吧。酵素的材料本來就是蛋白質，都會在胃中被分解為胺基酸。若不能以酵素的型態發揮機能的話，那麼攝取組成酵素材料的蛋白質就可以了。

營養療法的原則，是攝取原始的前驅物質。同理可證，**飲用黑醋與青汁這些也都沒有意義**。蛋白質亦然，維生素C亦然，都一定要與其他營養素結合之後，才能被當作生物體內的功能性物質使用。因此，即使攝取了合成後的營養素，也無法直接被人體使用。

重金屬不是病，留在體內卻要人命？

你相信進到牙齒裡的東西，可能造成全身性的病狀嗎？

多年來，牙科運用在補牙上的填充物「汞齊（銀粉）」，是由水銀和其他金屬合成的固態物質。雖然目前已經證實使用無機汞不會危害到人體，但無機汞在腸道內受到念珠菌等影響後，卻會轉變為具毒性的有機汞。

曾經有一個說法，是奈良大佛在建造時為了貼金箔使用了大量的水銀，結果造成許多人死亡。電影《魔境夢遊》中，由強尼戴普飾演的「瘋狂帽客」，也完美詮釋出暴露在水銀環境下的人會出現的，牙間縫隙變大、眼球突出等經典症狀。這是因為早期的帽子工匠為了製作毛皮氈帽，會使用含汞的溶液來進行氈化的緣故。

一般的金屬會藉由共價鍵這樣比較穩定和堅固的結合方式，將各個原子結合在一起。但是牙科的汞齊是藉由化學鍵結合，這種方式的結合力較弱，因此二十四小時持續不斷在汽化，形成汞蒸氣。如果汞蒸氣被身體吸收，就會對健康造成影響（甚至也會對胎兒造成影響）。不僅如此，我們口腔內的環境不斷在改變，開口時變得乾燥、溫度降低，閉口時則濕潤且溫度上升，此動作頻繁重複，反覆呈現酸性和中性（有時還有鹼性）的變化，在這樣嚴酷的環境中，很難確保金屬的穩定性。

據說四十歲以上的人，每二至三人中就有一人口中有汞齊。水銀會對全身造成影響，出現過敏症狀、免疫力下降、糖尿病等各種不同的症狀。若是游離化（電子被奪走的劣化現象）後從口腔黏膜被吸收，還會在汗腺或皮脂腺引發異位性皮膚炎或濕疹等症狀。

想要知道是否有水銀中毒的情形，只有進行重金屬與礦物質毛髮檢查才能得知。雖然現在許多牙科醫師已經不再使用汞齊填補牙齒，但老舊的牙醫診所可能還是會因為汞蒸氣附著在牆壁上，造成醫生日常暴露在其中，即使從體內取出水銀，身體狀況還是持續下滑，據說也有醫生因此收掉醫院。

至於已經用銀粉補過的牙齒，是否有必要特地挖除，各派醫生的看法相當分歧。因為雖然銀粉長期在人體內有釋放汞離子的疑慮，但如果挖除，也會在過程中因為摩擦高溫的關係，反而形成更多的汞蒸氣。如果決定執行除汞的治療，建議造訪有標榜提供去除汞銀療程的牙醫診所。

現今用來代替水銀的補牙材料大多是樹脂，但耐磨性較低，也可能出現過敏的情形。因此如果體質不適合或是牙齒缺損較大的人，就建議改用陶瓷來填補，缺點是價格較高。

除了補牙之外，假牙黏著劑也可能含有金屬物質。之前就曾經發生過因假牙黏著劑內含有「鋅」，擔心危害到神經系統而下架商品的案例，所以現在很多產品都會特別標榜不含鋅。

不過，**造成過敏症狀的根本問題在於腸道狀態**。過敏反應就是免疫系統的異常反應，而大部分的免疫細胞是在腸道製造，只是剛好在身體某處顯現出症狀。我們診所也出現過病患在改善黏膜慢性發炎造成的口腔扁平苔癬同時，卻意外緩解了重度異位性皮膚炎症狀的案例。睽違四十幾年再次見到光滑的肌膚，這名患者感到非常高興。

我有一位朋友的兒子，異位性皮膚炎嚴重到連鉛筆都沒辦法握住，但在進行不吃小麥、乳製品，並限制醣類的飲食後，現在已經痊癒到完全看不出痕跡。除了飲食的改變外，他也服用可以促進重金屬從體內排出的EPA及鋅等保健食品，還有多攝取含有豐富EPA的紫蘇油。但EPA不耐高溫，不能用於煮、炒等高溫烹調，只能直接飲用或是淋在沙拉上，需要下點工夫研究食用方式。

然而，如果是重度異位性皮膚炎的患者，光靠食物中的營養素是不夠的。我朋友的兒子也是搭配服用了半年EPA和鋅的保健食品才痊癒。除此之外，蛋白質和鐵質的攝取也很重要。因為與免疫相關的細胞大多是由蛋白質組成。再加上，所謂炎症就是處於溶血反應狀態，即使只是輕微的異位性皮膚炎，也是二十四小時三百六十五天持續在出血，當然容易造成鐵質缺乏。在大多數的情況下，攝取蛋白質、維生素B群與鐵質，都是解毒飲食法的基本條件。

以異位性皮膚炎為首的這些過敏症狀，也許都與重金屬密切相關。

您的口腔中含有水銀嗎？大氣中或自來水管中的鉛、糖果點心中含有的砷、部分米中

有害重金屬檢查方法

重金屬與礦物質毛髮檢查	利用毛髮測定體內礦物質、有毒重金屬含量的檢查。
Oligoscan體內重金屬檢測	藉由掃描手掌測定體內礦物質、有毒重金屬含量的檢查。
重金屬毒物尿液篩檢	分析尿液中排出的礦物質、有毒重金屬狀態的檢查。

的鎘，以及職場的金屬灰塵中都可能含有重金屬。也可以在下次檢查時，檢驗自己體內的重金屬累積量。

除了後天影響之外，重金屬也有可能是胎兒時期從母親身上接收過來。若是有害重金屬進到體內，不單會使人體所需的鋅等礦物質作用部位的受容體堵塞，更會讓受容體與礦物質競爭，導致吸收效率變差。我患有癲癇症的妹妹，也在透過毛髮檢驗後得知體內汞及砷含量偏高，並在採取排出重金屬的螯合療法後得到不少改善。雖然重金屬很難有自覺，但受其波及影響到的症狀卻不容小覷。

第 4 章

實踐篇①
口腔先乾淨，
營養素才進得去！

沒刷牙吃早餐，等同吃進十公克的糞便

人在睡眠期間，負責放鬆的副交感神經會處於活絡的優位狀態，造成口腔唾液分泌量減少。所以如果睡覺的時候嘴巴打開，就更容易口乾舌燥。之前還曾經流行過將膠帶貼在嘴上，以確保睡眠時嘴唇能保持閉合的方法。但是白天就不一樣了，若一直張著嘴巴，口水就會多到流出來，這是因為換成負責活動的交感神經處於優勢的關係，透過增加唾液的分泌，讓口腔內保持濕潤。

也就是說，身體會在必要的時候出現必要的反應。假設睡著時唾液還在不斷分泌，積在口腔內就會被嗆到，因此副交感神經才會抑制唾液的生成，跟嘴巴張不張開沒有關係。如果說睡覺時口腔乾燥是必要的機制，那麼與其努力防止口渴，不如思考在口渴的狀況下需要注意哪些事情。

口腔乾燥最直接的影響，就是口腔中的沖洗作用會降低，造成細菌肆意增殖。根據研

究，每天晚上睡覺當中，細菌增殖的量大約會**達到等同於十公克糞便的細菌量**。不刷牙就直接吃早餐的人，相當於吃進了十公克的糞便。

前面章節提過，細菌和人體是相互共生的關係，但在乾燥環境下不斷增殖的大多是壞菌。這些壞菌會助長胃部虛弱的問題，並隨著食物一起進入胃後，再直接抵達腸道，造成腸道菌叢平衡的惡化。若腸道菌叢平衡被打亂，就會導致免疫力下降，血清素分泌異常。

早期社會因為精緻或加工技術較少，每天的飲食中多半混合一些較硬的食物，可以藉由咀嚼清除堆積在牙齒表面的牙菌斑。牙菌斑停留在牙齒表面時間越長，惡化程度就越高，因此需要反覆清除。但是反觀現代的飲食習慣，幾乎都是柔軟、不需要費力咀嚼的食物，不僅沒辦法清除牙菌斑，反而還助長牙菌斑堆積，完全無法達到口腔自淨作用。

養成飯前飯後刷牙的習慣

建議大家不論早午晚餐，最好都在吃飯前，先刷牙去除牙齒表面的牙菌斑。

白天因為工作與學校帶來的壓力，我們的唾液會在交感神經的作用下變得黏稠 造成唾液的細菌沖洗作用降低，使細菌增殖。而到了傍晚，一整天又是喝咖啡又是吃巧克力，在飲食中累積的汙垢也會大量附著在牙齒上，這點從我每天下午看診的經驗中完全得到證實。在這樣的情況下，如果突然吃晚餐，大量的細菌就會跟著一起被吃下肚。因此，**建議在吃飯前先稍微刷個牙，只靠漱口的話，沒辦法將堆積了一段時間的牙菌斑清除。**

不乾淨的口腔，讓你離癌症更近！

在過去的認知中，便秘容易導致大腸癌，因此建議大量攝取膳食纖維。但最近卻在多數大腸癌患者的腸道內發現「具核梭桿菌」，是一種時常存在口腔中的菌種。

因為沒有保持口腔清潔，導致口腔內的細菌進入腸道，大幅提升罹患大腸癌的風險。我在得知這個事實的瞬間非常震驚。如果能更輕鬆做好口腔保健就好了，只要將牙齒間的大量具核梭桿菌確實清除乾淨，就可以降低得到大腸癌的機率。

在這裡強烈建議大家，**必須使用牙線保持口腔清潔**。

很多人認為用牙線很麻煩，但就算是以「今天只清理上顎右半部，明天清理下顎左半部」，或是「深處的牙齒每天用牙線，前端的牙齒偶爾用牙線就好」的分段方式也沒關係，請開始使用牙線吧！這是養成口腔保健習慣的第一步。

整頓口腔菌叢的牙線使用方法

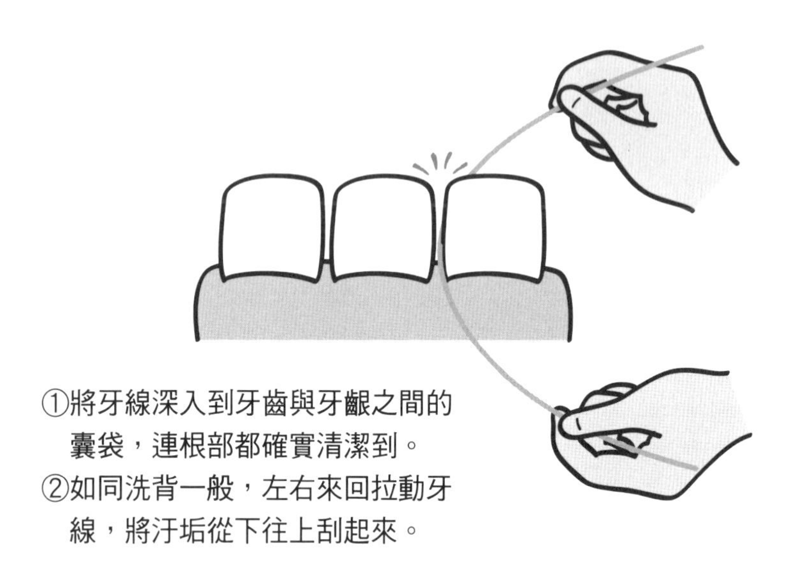

①將牙線深入到牙齒與牙齦之間的囊袋，連根部都確實清潔到。
②如同洗背一般，左右來回拉動牙線，將汙垢從下往上刮起來。

「只要用牙線，牙齦就會出血」說這句話的人，並非使用牙線傷到了牙齦流血，而是因為牙齦中已經有發炎症狀，血管的滲透性急遽提高，隨時處於充血狀態，才會受到牙線稍微刺激一下就出血。

使用牙線不要太大力，以免將牙線深入到牙齒之間時感到疼痛。牙齒與牙齒之間的牙齦，被稱為「牙間乳頭」，對刺激的承受度較弱。若用力將牙線擠入牙齦中，可能會造成牙齦腫脹。因此，在**使用牙線深入齒縫間清潔的時候要小心注意**，使用包覆蠟膜的牙線輕輕滑過齒間，就不致於造成出血。

刷牙也是，稍微在牙刷上施加一點點的力道就好。有些人覺得不使勁刷沒辦法將牙齒刷乾淨，但刷牙其實不是刷地板，而是像掃地般將髒汙去除乾淨。只要用正確的方式使用牙刷，就能將髒汙清除乾淨。

牙刷推薦選擇**小刷頭**、**軟毛**的款式，較容易在口腔中移動，而且即使用力也不會造成口腔受傷。若習慣的話，使用電動牙刷也無妨，我也是使用電動牙刷來潔牙。

牙刷若以五隻手指緊緊握住很難靈活移動，因此**如同握筆一般**，用**兩隻手指**拿著就好。刷的時候力道很輕，即使是**柔軟刷頭的刷毛尖端也不會彎曲**。

每次講到這個話題，大家都對刷牙力道這點感到震驚。但是，透過齒垢染色劑驗證，的確可以清楚看到牙垢轉眼間被清除乾淨。反而是使勁用力刷的情況，會因為牙刷尖端被壓平，變成只是拂過牙齒，無法將髒汙掃掉，也會傷到牙齒的琺瑯質。如果是牙齦比牙齒更凸出的人，很容易因為刷牙太大力導致牙齦受損，造成牙齦萎縮或敏感性牙齒等症狀。

此外，**也請確實清潔舌頭**。造成口臭的原因，有二十五％是舌頭沒有清潔乾淨。

舌頭是由肌肉組成的塊狀物，在靈活活動時是不會長苔蘚的。但是換句話說，若舌頭

整頓口腔菌叢的刷牙方式

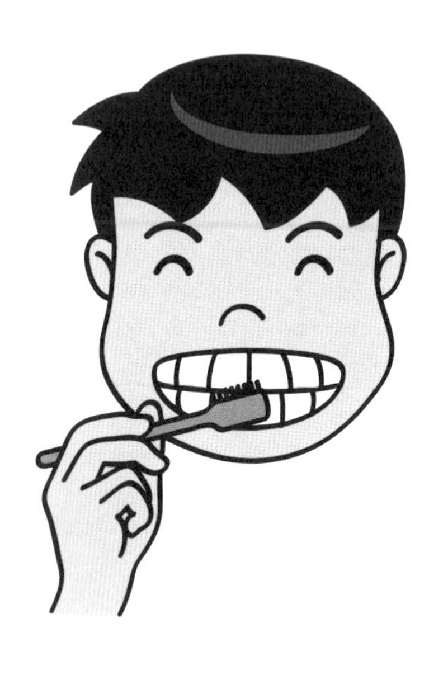

①用拿筷子的方式握牙刷。

②用刷毛尖端不會彎曲的力道，輕柔地在牙齒表面以一次移動2mm左右的小幅度刷牙。

③沿著牙齒圓弧以左右→斜角→上下的方式，每面來回刷10次，將髒汙徹底清除乾淨。

④刷到1/4左右時，用衛生紙將牙刷毛間的髒汙擦乾淨之後再繼續刷。

不動（說話減少或老化狀態），就會增加舌苔附著的機會。再加上乾燥或低營養的狀態，造成舌乳頭的皺褶加深，髒汙就更容易停留在舌頭上，導致細菌增殖、舌苔附著等結果，最後引發口臭。

我指導患者們用這套方式刷牙之後，許多人在這幾年之中再也沒有過一顆蛀牙。比起花時間刷牙造成的壓力，讓口腔長期處於細菌容易繁殖的環境下造成的影響才更令人擔心。

維持口腔環境，清潔和飲食一樣重要

「吃甜食沒有關係，再刷牙就好了！」有些人認為只要刷牙就不會蛀牙或引發其他疾病，但就像我先前提過的一樣，我們口腔中的細菌在吃下甜食的瞬間，就因為接觸到砂糖而被消滅掉，只剩下喜歡砂糖的壞菌。即使刷牙清除掉口中殘留的醣類，還是需要時間才能讓口腔細菌恢復原本的組成。

砂糖原本就是為了抑制細菌增殖，而使用在食品保存上的抑菌劑。請不要忘記，**只要吃甜食就會打亂菌叢平衡**。

此外，**刷牙不需要使用牙膏也不需搭配漱口水**，這是牙醫業界幾乎無人不知無人不曉的定論。刷牙的意義，在於使用牙刷進行機械式的清掃，重點是刷頭接觸牙齒表面的方式，甚至連牙刷的刷毛形狀也沒什麼太大差異。

牙刷刷毛之間會產生毛細現象，以致髒汙附著在細管狀物體上。因此在刷牙的過程中，要時不時用衛生紙擦拭掉刷牙間的髒汙，擦到略乾的程度再繼續刷。原則上來說不需要用到牙膏，但不習慣的人繼續使用牙膏也沒關係，如果在意氟化物的話，則推薦購買含有小蘇打粉的牙膏。

偶爾有人會使用鹽巴來刷牙，喜歡刷牙後牙齦不腫脹的緊繃感。但就我的角度來看，與其說是鹽巴讓牙齦消腫，不如說是因為鹽巴的收斂作用或滲透壓，讓人產生「好像」消除了腫脹的短暫性錯覺。牙齦的腫脹處就是傷口，在傷口上抹鹽這樣的行為，不論是在皮膚上或是在黏膜上都最好避免。

受到電視廣告的影響，大家對於「木糖醇」這種天然的甜味劑並不陌生。木糖醇是一種被稱為糖醇的醣類，確實有防止蛀牙的作用，但是在自然界中相當稀少，因此大部分的產品添加的木糖醇，都是工業化學合成的人工產物。此外，若過量攝取木糖醇容易造成腹瀉或對身體具有刺激性，應該慎重考慮之後再使用。

雖然在木糖醇廣泛使用的芬蘭，的確蛀牙的狀況較少。但實際上，芬蘭的砂糖消費量還是比熱愛甜食的日本，高出兩倍左右。這也就是說，芬蘭並非因為木糖醇普及、減少砂糖攝取而讓蛀牙減少，而是其他原因交互影響的緣故。

此外，有的牙醫診所會推薦使用牙間刷或電動沖牙機，而非牙線的潔牙方式。但是，牙間刷沒辦法刷到牙齒與牙齒的重疊處，對於預防蛀牙的效果不佳，也容易傷到牙齦，造成牙齦萎縮。

至於電動沖牙機，由於我們的黏膜呈現凹凸不平的狀態，牙齦上也有薄與厚的不同，要在哪裡施加多少壓力都是不一樣的，但電動沖牙機並無法針對這點調節。雖然有的廠商會標榜沖牙機具有牙齦按摩的功效，但說穿了，按摩是為了將肌肉中堆積的乳酸與代謝物排出，由結締組織組成的牙齦並不會堆積乳酸，為什麼需要按摩呢？當然也有人說按摩可以促進血液循環，可是就連心臟這樣每分每秒都像在被按摩般不斷活動的器官，還是會有冠狀動脈堵塞問題。這樣一來，早晚一次的按摩可以達到多少效果也可想而知了。

說起來，牙周病會導致發炎，某種層面上來看，也可以說是血液循環變好造成的。更別說改善血液循環的方法，要從鐵質、蛋白質的攝取量，還有脊髓的造血功能以及心臟跳動強弱等綜合判斷後，才能得出結果。我認為不可能單以按摩這點來改善。

總之，要清除牙垢，就只有透過使用牙線和改變刷牙的方式，才能發揮效果。

口臭不僅難聞，更是身體發出的警告

壞菌增加的話，口臭也會變嚴重，還會因為代謝產物（牙菌斑等）造成牙齒變黃。

根據美國牙科研究學者凱斯的理論，蛀牙是因「宿主（抵抗性）、細菌、環境」這三個要素而造成。而口臭的原因當中，則有八十七%是出自口腔環境，八%是耳鼻喉科領域，剩下的五%來自全身或是其他不確定因素，有可能是肝功能或腎功能衰竭、支氣管炎等嚴重疾病的前兆。

最有可能影響口臭的口腔環境因素，包含很多種原因。

生存於口腔內的細菌，通常會由厭氧生物產生發酵產物（L-半胱氨酸、血清、硫化氫、甲硫醇等），進而造成口臭。其中，甲硫醇為牙周囊袋流出的液體，牙周囊袋越深，發炎越嚴重，口臭也會越嚴重。所以除了舌頭之外，牙周囊袋也必須仔細清潔才行。

此外，唾液擁有防止口臭的功能，若是唾液分泌變少，就會放出屍胺、糞臭素、吲哚等不含硫磺的物質。這也是造成口臭的原因。患有口腔乾燥症以及唾液分泌量較少的人，需要從體質上來改善。

最後還有舌頭。舌頭的表面又稱為舌背，舌背由於表面積較大，剝離的上皮細胞（口中剝離的細胞）、食物殘渣、細菌等容易在舌頭上堆積，在細菌的作用下腐敗後，就成了口臭。

而耳鼻喉科相關的問題中，較常成為口臭原因的則是慢性咽炎、化膿性副鼻腔炎、鼻涕倒流等疾病。除此之外，還有其他例如胃食道逆流、支氣管擴張症、支氣管癌等身體因素，都有可能造成口臭。如果是糖尿病及肝臟疾病患者的話，則會出現丙酮味（類似蘋果腐爛的味道），以及氨臭味。

但撇開這些佔少部分的身體因素，治療口臭的第一選擇，無疑是口腔治療。**只要消除牙周囊袋的發炎或清潔舌苔等，減少造成口臭的原因，就可以抑制八成以上的口臭**。

根據二〇〇二年時所發表，關於漱口水、牙膏、化妝品的口臭治療結果，**薄荷以及其他短時效性的除臭劑，其實沒什麼效果**。推薦大家使用含有氯化鋅的牙膏或小蘇打牙膏來刷舌頭和清潔口腔，據說能讓口臭減緩三至四小時左右。舌苔的處理則是使用漱口水加上

去除舌苔的刷舌器來清潔，藉此達到減緩口臭的成效。此外，還有一項鮮為人知的重點，就是咽頭。咽頭發出的臭味，也是口臭的原因之一。建議在漱口時將頭朝上仰起，一邊發出「咕嚕咕嚕」的震動聲一邊漱口。

至於口腔乾燥造成的口臭，解決方式沒有其他，就是增加唾液量。滴入液體或是嚼食口香糖都可以，只要可以增加唾液，不管用什麼方法都有效。也可以藉由咬合的動作刺激牙齒周邊的韌帶，當骨頭及唾液腺被刺激之後，就會分泌出唾液（靜止狀態唾液）。

人體在一整天當中，比起進食狀態（咀嚼時），處於靜止的時間更長，因此應該更注意靜止狀態時的唾液分泌量。靜止狀態時的唾液分泌量，也會受到蛋白質攝取狀況以及服用藥物等影響。

過量的礦物質，再好都是一種「毒」

除了學會正確的口腔保養外，最好也稍微懂得辨別牙科的治療方式。

近年來，有些牙醫診所開始引進一些含銅的醫療藥物，以「不磨掉牙齒就能治蛀牙」為噱頭，宣稱可以利用銅離子達到殺菌效果，不需要削掉牙齒，就可以直接把牙洞填補起來。銅是我們人類身體中含有的其中一種微量礦物質，總量非常稀少，只佔了大約1.2ppm左右，低於體重的〇・〇一%。但確實，我們體內有許多反應需要仰賴銅的幫助，是維持生命與健康不可或缺的物質。

使用體內存在的礦物質製成藥劑，由於藥性對身體比較溫和，不用擔心危害健康……但真的是這樣嗎？當放入口中的藥劑釋放出銅離子，就表示我們的口腔黏膜或小腸比平常更容易吸收到銅離子，甚至二十四小時持續不停在吸收銅。一想到這樣的狀況，我就說不出：「這原本就是存在身體中的礦物質，所以沒關係」這樣的話。

已經有許多研究都指出，當體內的銅與鋅含量不平衡會損害健康。如果銅含量太高，還有可能導致精神缺乏穩定性，性格因此變得充滿攻擊性。雖然是體內本來就含有的微量礦物質，但之所以「微量」的原因，就是因為身體僅需少量就能運作，過量並非好事。

這個藥劑的作用雖然在於消滅蛀牙菌，但要知道蛀牙與單純的細菌感染不同，即使殺菌後將它補起來，細菌的屍體以及腐敗的組織，也很有可能被身體偵測為異物而引起免疫反應。當然也可以先將這些可能的異物清除、找回健康的象牙質後再填補，但治療的過程將疼痛無比。

除此之外，也要留意含有甲醛的藥物，甲醛有致癌的疑慮。我們診所也因為這樣，盡可能只使用不含蠟的鈣製藥物以及次氯酸鈉，鮮少使用其他藥劑。有些牙醫診所則是常用含蠟的鈣製藥物，沒有不好，只是一旦不小心附著在根管壁上，就必須使用乳酸才能清除乾淨，導致根管很難清潔乾淨。雖然是小心就可以避免的問題，但我們還是希望可以更加謹慎，採用不含蠟的藥劑。

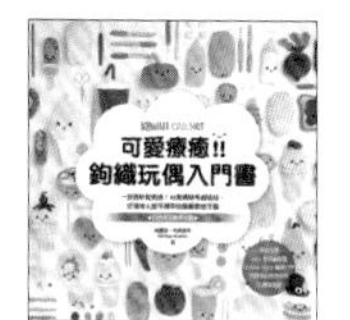

可愛療癒！鉤織玩偶入門書

一支鉤針就完成！40款繽紛毛線娃娃，打造令人愛不釋手的童趣夢想王國

作者／梅麗莎・布萊德利　定價／399元　出版社／蘋果屋

小孩超愛，大人更喜歡！8大色系×13種基本針法，用毛線重現餐桌上的人氣美食，輕鬆做出顏色鮮明又吸睛的可愛玩偶，還可以當吊飾、玩具、抱枕，自由運用！

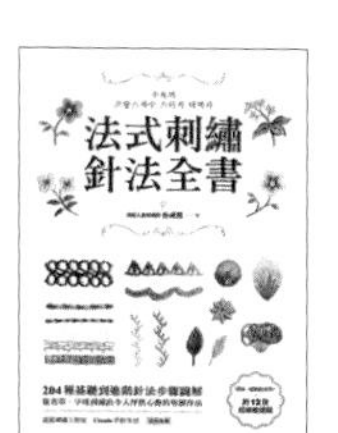

法式刺繡針法全書

204種基礎到進階針法步驟圖解，從花草、字母到繡出令人怦然心動的專屬作品

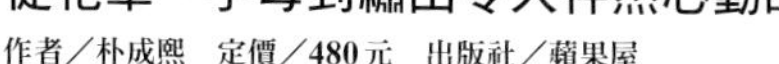

作者／朴成熙　定價／480元　出版社／蘋果屋

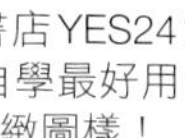

★部落格瀏覽數破66萬人次！韓國最大網路書店YES24滿分五星好評！★第一本收錄超過200種針法、自學最好用的刺繡書！學會更多技巧，繡出療癒又有質感的精緻圖樣！

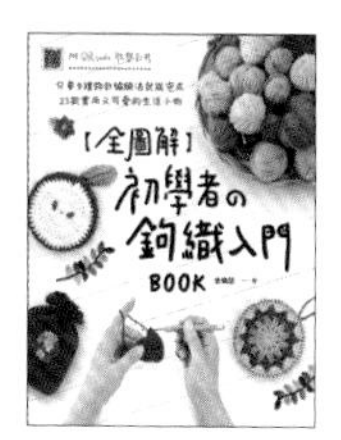

【全圖解】初學者の鉤織入門BOOK

只要9種鉤針編織法就能完成23款實用又可愛的生活小物（附QR code教學影片）

作者／金倫廷　定價／450元　出版社／蘋果屋

韓國各大企業、百貨、手作刊物競相邀約開課與合作，被稱為「鉤織老師們的老師」、人氣NO.1的露西老師，集結多年豐富教學經驗，以初學者角度設計的鉤織基礎書，讓你一邊學習編織技巧，一邊就做出可愛又實用的風格小物！

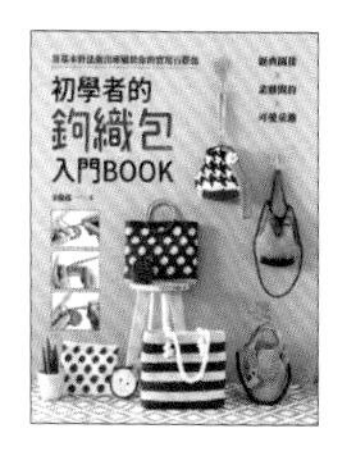

初學者的鉤織包入門BOOK

經典圖樣×素雅簡約×可愛童趣，用基本針法做出專屬於你的實用百搭包

作者／金倫廷　定價／480元　出版社／蘋果屋

備受韓國鉤織老師們的信賴，人氣最高的露西老師，教你用一支鉤針與線材，親手打造自己的專屬包，一次給你4大類風格、24款包，實用又有型，任何場合都能登場！

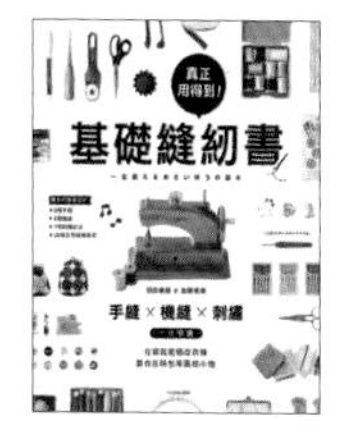

真正用得到！基礎縫紉書

手縫×機縫×刺繡一次學會　在家就能修改衣褲、製作托特包等風格小物

作者／羽田美香、加藤優香　定價／380元　出版社／蘋果屋

專為初學者設計，帶你從零開始熟習材料、打好基礎到精通活用！自己完成各式生活衣物縫補、手作出獨特布料小物。

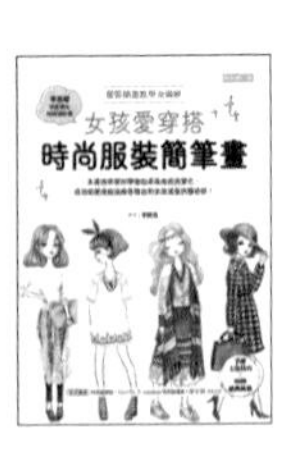

女孩愛穿搭，時尚服裝簡筆畫【暢銷修訂版】

服裝插畫教學全圖解，
手繪上色技巧×80種經典風格，
零基礎也能畫出時裝設計圖！

作者／李賢美　定價／450元　出版社／紙印良品

比專業設計圖簡單、比動漫人物畫實際，只要幾枝色鉛筆，零基礎也能畫出令人驚豔的服裝設計稿！人體姿勢五官比例×妝髮風格衣物質感×草圖構成著色技巧×衣帽鞋包搭配要領，所有你想知道的技法，通通都在這一本！

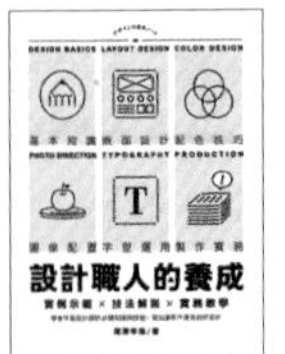

設計職人的養成

作者／尾澤早飛　定價／449元　出版社／紙印良品

一本提升「專業設計力」&「職場實務力」的平面設計師實戰手冊，一次告訴你在設計職場上會用到的所有知識和技能，迅速成為獨當一面的設計職人！

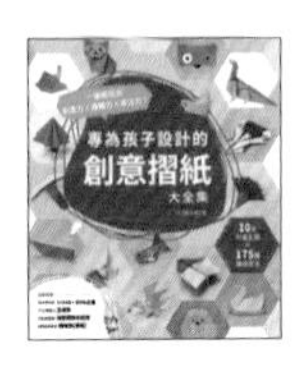

專為孩子設計的創意摺紙大全集

10大可愛主題×175種趣味摺法，
一張紙玩出創造力×邏輯力×專注力！

作者／四方形大叔（李源杓）　定價／499元　出版社／美藝學苑

YouTube百萬點閱「四方形大叔」教你用一張紙取代手機平板，成為孩子愛不釋手的遊戲！成就感滿分，啟動孩子的腦內升級，創意啟發×邏輯思考×專注培養，一次達成！

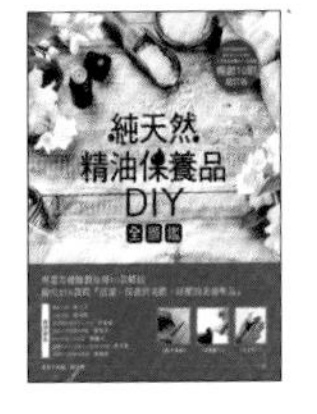

純天然精油保養品DIY全圖鑑

【暢銷增訂版】

專業芳療師教你用10款精油
做出218款從清潔、保養到美體、紓壓的美膚聖品

作者／陳美菁　定價／320元　出版社／蘋果屋

暢銷10刷增訂版！市面上最齊全的DIY寶典，教你「量身打造」芳療保養品，從頭到腳輕鬆養護，加碼「情緒排毒」篇章更讓你由內而外美化身心！

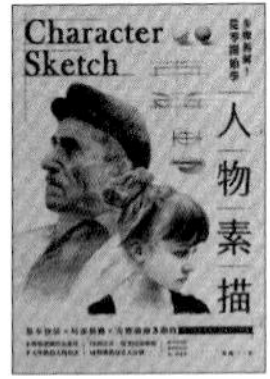

從零開始學人物素描

基本技法×局部解構×完整描繪3階段
用一枝鉛筆畫出超逼真肖像畫

作者／金龍一　定價／360元　出版社／紙印良品

韓國Naver「鉛筆素描」部落格知名畫家講師，最新暢銷之作！不分年齡，只要一枝4B鉛筆，就能捕捉所愛之人的幸福日常！從構圖、明暗，到透視法、立體感營造，62個素描技法全揭露！

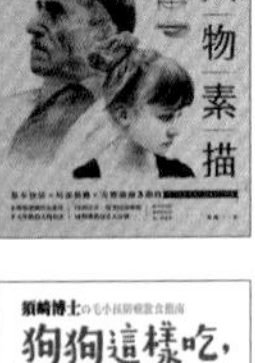

狗狗這樣吃，癌細胞消失！

暢銷

須崎博士的毛小孩防癌飲食指南・
日本權威獸醫教你做出「戰勝癌症」的元氣愛犬餐

作者／須崎恭彥　定價／320元　出版社／瑞麗美人

你知道嗎？狗狗也會得癌症！史上第一本專為毛小孩設計的「防癌飲食」指南，教你利用全年都能買到的平價食材，用超簡單的料理步驟，讓愛犬增進食慾、體力變好，大大提升免疫力&自癒力！

輕心理・迷芳療・綠手指・微藝術　創造屬於自己的美好生活

此外，牙醫會使用牙本質黏著劑來黏合填補物質。但若是因蛀牙等影響造成牙齒構造被破壞，黏著性因此變弱而剝落的話，就會導致填補物質與牙本質之間產生縫隙，源源不絕湧入細菌，然後再度蛀牙。這也是需要多注重口腔清潔、避免蛀牙的原因之一。順帶一提，如果到了要做根管治療的地步，請務必提前告訴醫生你平常的用藥習慣，因為有些根管治療使用的根充糊劑含有碘仿的成分，對於患有甲狀腺疾病、正在進行藥物治療的患者來說是禁忌，務必小心注意。

還有一件事不得不提，那就是香草的使用。因為不是藥物，大家很容易失去戒心。但之所以有「芳香療法」的存在，就表示「香草含有藥效」。這些香草中含有的藥效，是植物為了防止被昆蟲危害而分泌出的化學物質，換個角度來看，說是天然毒藥也不為過。據說有些植物還會發出好聞的氣味，讓鄰近的其他植物沒辦法順利成長。雖然不是說每種香草都不好，飲用香草茶也確實有鎮靜情緒的作用，但這不代表完全沒有副作用，千萬不要小看這些無法移動的植物，為了生存而散發出的猛烈毒素。

信賴和醫術，勝過最先進的醫療設備

大家對於牙醫診所的看法似乎也存在著誤解，因此在本章節的最後，想要針對這個部分說明。

最近，使用根管顯微鏡的牙醫變多了。透過導入最新型機器提升治療準確性的專業精神，我認為是一件非常棒的事情。但是，每當我看到「以顯微鏡提升治療品質」、「更準確的顯微根管治療」這些宣傳語句的時候，卻忍不住感到違和。

到目前為止，**從針對根管顯微鏡的諸多研究觀察報告上來看，並沒有發現結果上的差異**。雖然可以提升治療過程的方便性，但並沒有對根管治療後的狀態帶來更好的轉變。因此，沒有必要為了根管顯微治療更換牙醫診所。

當然，隨著今後的改良以及治療方式的進步，也有可能變得更好。但就現今的狀況而言，使用顯微鏡也只能看見牙根當中的一部分。特別是在牙根的彎曲處之後，無論再怎麼打亮或放大一樣看不見。本來在一開始，根管治療就是以治療看不見的部分為前提進行研究，最後發展出的治療方式。

也就是說，**即便導入了最先進的儀器，也不表示那家牙醫診所很會看診**。我曾經在全日本第二或三間導入能夠當天就將CAD／CAM口腔內部影像3D化機器的醫院中工作過，但那些數據與實際上口腔內部情況並沒有一致。在那之後的兩年，我也曾在另一家導入同樣機器的診所中任職，當時那部機器的精準度也還沒有到達可採信的程度。

藥品也是，只要通過檢測的話就可以在各診所使用。但是，我認為長期的觀察數據還是非常重要的，如果等很多年之後才又提出「這有致癌疑慮」的發現，並不能解決問題。

水銀亦然，過去也有使用含甲醛、含砷的藥劑，確認有致癌物質之後停用的案例。我的診所也因為無法保證是否含有致癌物質，而放棄人工植牙這項診療。當然，在恢復咀嚼機能這點來看，人工植牙的確有非常優秀的成效，這也是我持續在研究、觀察的原因。

但是，如果因為輕微的根尖病變造成牙齒搖動就不斷勸說「換成人工植牙」的診所，可能就需要多注意了。如果你的牙醫師敢將自己的牙齒全都換成人工植牙的話，那也許聽聽也無妨，但事實證明，人工植牙不只關係到咬合，還要考慮到口腔內的所有組織與全身的協調性，並不是選擇昂貴的植牙就是最好的治療。

以理想的程序來說，首先嘗試醫生建議的治療，若未見改善的話，就再去徵詢第二位醫師的意見。如果已經試過所有方式依然束手無策，才需要考慮植牙。**雖然植牙是很優秀的牙齒替代品，但務必記得，植牙依然是假牙，並不能超越原本的牙齒。**

在運動的領域，要從業餘進階到職業運動員，僅有少部分的人才能辦到。而在這些職業選手中真正能夠發光發熱的人，更是少之又少。在任何領域來說都是一樣的，能夠真正被稱為專家、並符合專家資格的人，絕對是少數。希望大家在找尋牙醫時也能抱持相同的認知，一個城鎮裡可能只有一到兩名醫術高明、真正值得信賴的醫生。若是沒辦法接受現在牙醫的治療方針或是說明的話，不妨在遇見更優秀的牙醫前，多造訪幾間醫院吧。

第 5 章

實踐篇②
打造最強排毒力的
解毒飲食法

攝取構成人體六成的營養成分

將食物入口的「口腔」整理乾淨之後，接下來準備進入重頭戲——開始實踐解毒飲食法！說到營養療法，就不能不提到以下三種營養素：

・蛋白質

・維生素B群

・血基質鐵

蛋白質和維生素B可以合成ATP（三磷酸腺苷），使細胞發揮功能，提供在體內活動時所需的能量。而血基質鐵，則是在體內產生出能量，驅使細胞運作時必要的營養素。

首先來說明蛋白質的攝取方式。

根據研究，如果把人體乾燥，將水分都排除之後，我們的身體有六成是由蛋白質所構成。蛋白質會形成細胞膜、細胞骨架，不僅可以製造骨骼、肌肉、皮膚，還能運輸氧氣、

蛋白質所需攝取量（g）／日

＝

體重（kg）

×

1～1.5倍（最大2倍）／日

營養素至全身，成為酵素及激素的材料來調節代謝、成為抗體，起到人體防禦的效用。

在正常的運作機制之外，若是體內有發炎症狀，也會因為蛋白質不斷被異化代謝，需要攝取更多蛋白質。肌肉疲勞造成的氧化也是，必須攝取更多蛋白質來應付異化作用。

蛋白質的英文「protein」源自希臘文「proteios（最重要的物質）」，也就是說，它是最需要被優先考慮的營養素。蛋白質攝取不足時，不僅容易造成骨頭或肌肉衰退，皮膚、毛髮、指甲也會變得粗糙，血管弱化、內臟功能下降引起代謝異常，還容易被細菌或病毒感染。

因此，如果你想要透過攝取營養素改善身體，最應該先嘗試的就是蛋白質。當蛋白質的代謝回歸正常之後，體內就會產生ATP，使細胞發揮功能，所有體內組織獲得改善。

基本上建議每天攝取跟體重（kg）相當分量的蛋白質（g），但這是指一般標準的狀態。蛋白質沒有辦法在體內儲存起來，必須攝取足量才能發揮效用，但因為每個人的蛋白質所需量差異很大，相差一成到四成都有可能，尤其是處於成長期與懷孕哺乳期階段的人，或是高齡者，更是需要大量蛋白質。不過，雖然現在沒有數據顯示蛋白質過量會帶來負面影響，即使增量，還是控制在體重（kg）的一到一・五倍之內，最大不要超過兩倍。

蛋白質可以藉由**肉類**、**魚類**、**雞蛋**來攝取，分解成胺基酸後提供身體使用。但要小心有些人吃太多雞蛋會出現過敏症狀。此外還有一點值得注意的是，雖然大豆是植物性蛋白質，但有些胺基酸的種類只存在肉類、魚類之中，我們的體內常用的胺基酸有二十種，它們要集合起來才能讓身體維持運作，因此還是建議多方攝取植物、動物性蛋白質，才能補足完善的營養素。

選擇蛋白質、保健食品的重點

我們攝取到體內的蛋白質，全部都會被分解成胺基酸後使用。

胺基酸有分成可以在體內合成的十一種非必需胺基酸，與無法在體內合成的九種必需胺基酸。這二十種胺基酸必須形成平衡才能相互作用，換句話說，即使其中一種胺基酸特別多，但另一種胺基酸很低，也只會對低的一方需要的量做出反應。考量到這樣的運作機制，比起攝取特定胺基酸的營養品，更建議選擇包含各種胺基酸在內的蛋白質食物及保健食品。

在現代社會中，大部分的人都有蛋白質不足的問題，因此很需要多補充蛋白質保健食品。其中，我最推薦的是標示**乳清**的產品。

乳清包含了所有必需胺基酸在內，但因為是從乳製品提取出來的蛋白質，有些人的體質不合適，像我的太太就不能吃乳製品。如果這樣的話，也可以選擇從大豆中提取的大豆蛋白質，或是以植物作為來源的大麻蛋白、米蛋白等。

人體內必需的20種胺基酸

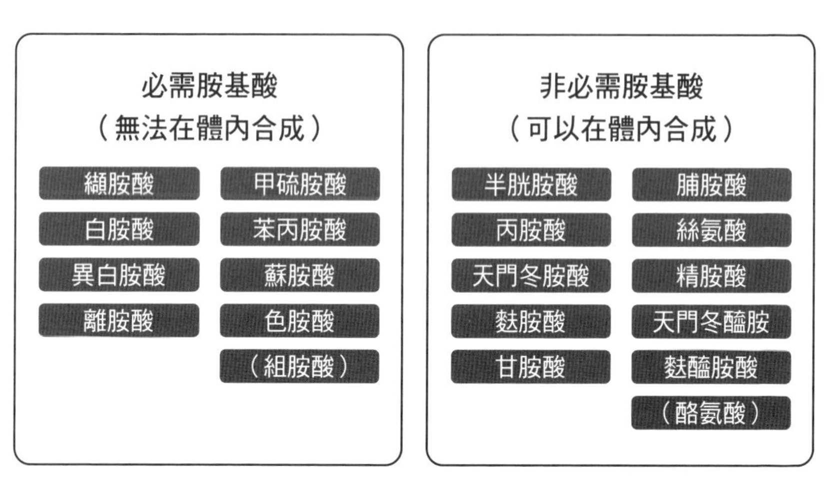

※（ ）內的胺基酸有必需與非必需兩種不同見解

此外，許多蛋白質的補充品會在調味時添加可以使身體長大（發胖）的碳水化合物物質，必須特別注意。當然可以的話，還是建議挑選無添加的產品，不過的確有些人，如果不加醣類或甜味劑（調味）就喝不下去。

無論如何，首先解決蛋白質攝取的問題吧！先選擇喜歡的口味，適應之後再慢慢改成自然無添加的產品。我每天都是喝蛋白質取代早餐，不是加牛奶而是加水，搖勻之後直接飲用。

有極少數的人，本身的體質無法消化蛋白質。只有在這樣的情況下，才會建議選擇胺基酸的保健食品。對於無法接受保健食品味道的人，我會建議他把粉狀的產品加進湯裡面飲用。但蛋白質遇熱容易變質，所以這並不是很理想的做法，只是個權宜之計。

想要改善腸胃問題時，比起吃消化酵素，希望大家能夠多攝取蛋白質食物或保健食品。一旦蛋白質充足就能使胃酸分泌，進而吸收更大量的營養素，這時候，再透過肉類及魚類攝取蛋白質吧！

挑選肉品的重點

買肉的時候比起種類，**低脂肪**來得更重要。以牛肉來說，屬於草食性動物的牛照理說身上不會有高油脂的霜降肉，這些分布均勻的漂亮油花，是在飼育過程中透過餵牛吃大量穀物增加脂肪才產生的。因此對我們來說，高級的霜降肉反而是對健康非常不好的肉。

世界衛生組織（WHO）也指出，紅肉（火腿、香腸等加工肉品、牛肉、豬肉、羊肉、馬肉等紅色的肉），都是可能引發癌症的風險食物。而世界衛生組織下屬的國際癌症研究機構（IARC）也發表了下列數據：

「一天攝取五十公克的加工肉品，會增加十八％罹患大腸癌的風險。」

「一天攝取一百公克的牛肉、豬肉、羊肉（一歲以下的小羔羊、大於一歲的羊肉）、馬肉、山羊肉，會增加十七％罹患大腸癌的風險。」

雖然講到這邊好像紅肉是萬惡之源，但其實這些數據只是為了提醒大眾紅肉可能導致的罹癌風險，並非完全禁止攝取紅肉。根據日本的國立癌症研究中心提出的觀察數據，一般大眾的平均攝取量，其實並不會對身體造成影響，即使有也只佔極少數。

我自己在**挑選牛肉時盡量選擇草飼牛，避開穀飼牛（尤其是霜降牛肉）**。據說有些業者為了讓肉質更軟嫩，會在犢牛時期就幫牛去勢，這樣的行為對於牛自身的激素及人類食用肉是否造成影響，目前還沒有完全釐清。

近年來，許多政府紛紛為了避免人畜共傳的「牛腦海綿狀病變（ＢＳＥ，俗稱「狂牛病」）」擴散開來，明文禁止在飼料中加入反芻動物的肉骨粉（將豬、牛、羊等動物去除可食部分後的地方乾燥、磨成粉末後做成飼料）。從這件事情我們可以知道，家畜在被屠宰之前吃進去的食物或飼料，都有可能對人體健康造成影響。

雞肉也是一樣，雞攝取的食物除了左右脂肪多寡，也會影響並反應在雞蛋上。其中最容易受到飼料成分影響的，就是雞皮的部分，如果不清楚買到的雞究竟被餵食了什麼飼料，**建議挑掉雞皮不吃**。當然，肉品的加工過程中經歷什麼程序我們無從得知，也無法憑藉廠商的廣告宣傳詞感到安心。但我還是要說，比起過於謹慎而什麼都不吃，確保必需的蛋白質攝取量來得更重要。

另一方面，**不用太過在意肉的部位**。因為不論是胸肉或是腿肉，吃進胃裡全都一樣會被分解成胺基酸。之前曾聽說有人因為擔心寄生蟲而不吃豬肉，但我認為只要將豬肉確實加熱之後就沒問題，因此照常食用。不過漢堡肉的話，因為可能加入麵包粉的緣故，所以我不怎麼吃它。

再次強調，比起擔心肉品有疑慮而選擇不吃，蛋白質不足或攝取代用醣類對健康的風險更大。從現實層面來看，世界上本來就不存在完美的超級食材，**請以確保身體攝取到必**

正確的肉類選擇方式

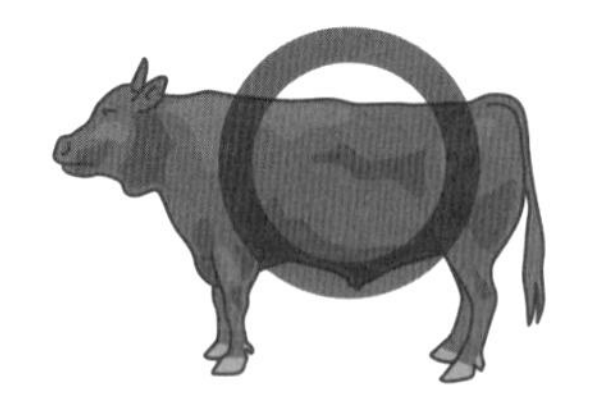

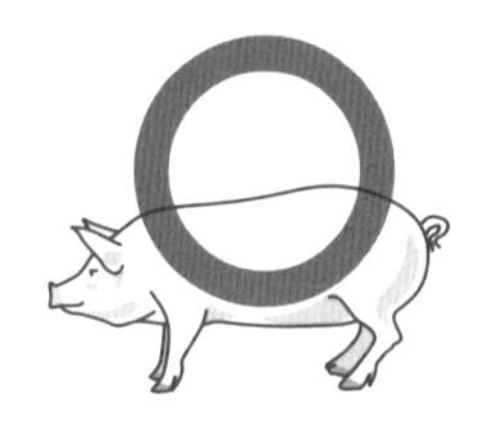

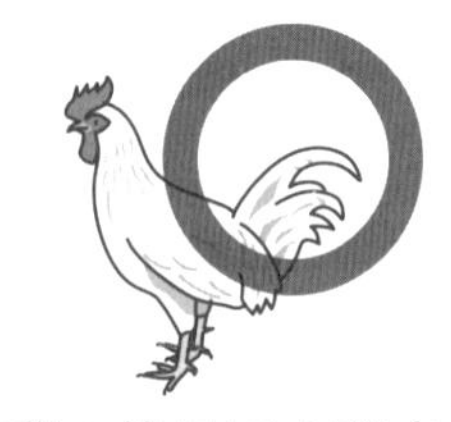

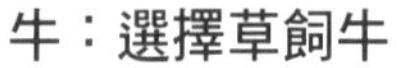

牛：選擇草飼牛　　豬：必須確實煮熟　　雞：儘量不吃雞皮

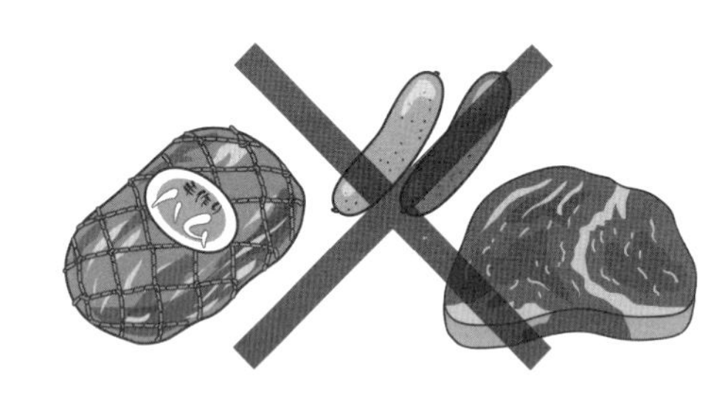

避開加工肉品・霜降肉

需的蛋白質量為優先考量。

說句題外話，動物內臟含有豐富的膠原蛋白。由於膠原蛋白具有美肌、抗老等功效，很多人喜歡透過保健食品來補充膠原蛋白。

但說穿了，膠原蛋白是由蛋白質、鐵、維生素C、鋅等許多營養素構成，而蛋白質在胃裡被消化後，就會分解成胺基酸。即使吃進再多的膠原蛋白保健品，最後也是分解成胺基酸。也就是說，其實只要攝取足夠的蛋白質就好了，補充膠原蛋白並沒有意義。

我一天的飲食

早餐	蛋白質
午餐	胺基酸保健食品
晚餐	肉類（300g～400g） 納豆、雞蛋、豆腐

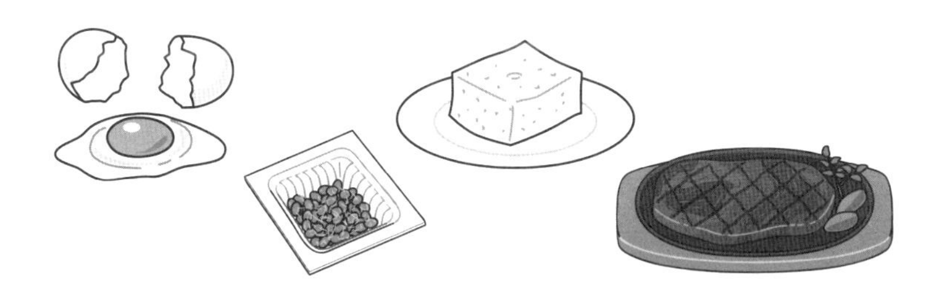

為了確保蛋白質攝取量足夠，我一天的飲食是這樣安排的。我每天早上飲用蛋白質，中午攝取胺基酸的保健食品，晚餐吃三百到四百公克的肉類，搭配納豆、雞蛋和豆腐，持續一天一餐的飲食方式。肉類用炒或汆燙的方式烹調，太太也會做烤雞肉串或薑燒豬肉帶便當。

女性比男性更容易缺鐵，很適合透過動物肝臟來攝取鐵。貧血狀況嚴重的女性，一天吃三到四串雞肝串都不是問題，大腦也會變得更清晰。

正確的魚類選擇方法和NG食品

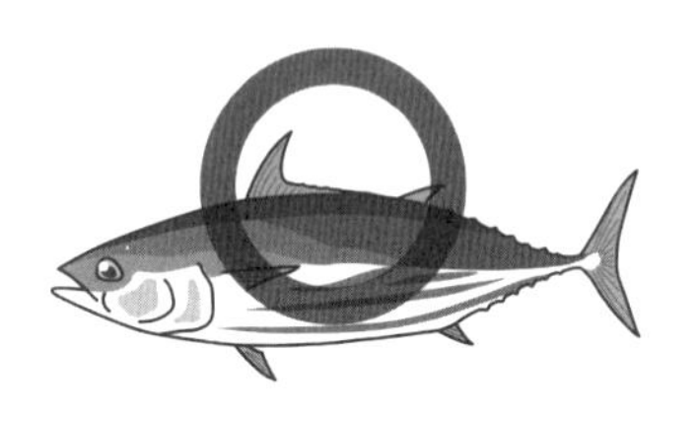

※擔心有重金屬風險的人、孕婦應避免食用大型魚類

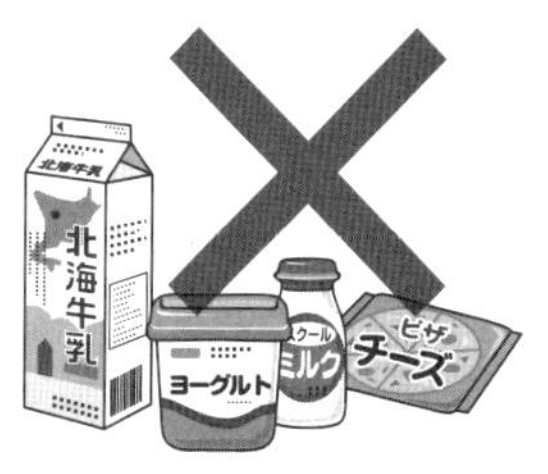

乳製品

小麥製品

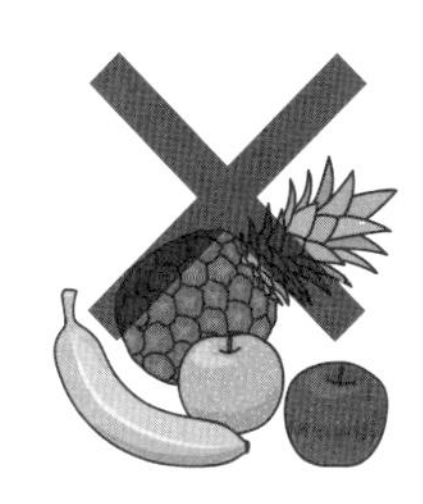

水果

選擇魚類的重點

在臨海的國家，也很常以海鮮當成蛋白質來源。有些人很拘泥魚的種類或體型大小，認為魚類和肉類相同，只要是紅肉就不行。但我從臨床經驗來看，魚的種類影響並不大。除非是鮪魚或鰹魚這種位於生態系上層的魚類，因為以吃小魚維生，體內可能堆積較多小魚身上的汞含量。

如果是擔心重金屬風險的人或是孕婦，建議儘量避免食用大型魚類。

由於蛋白質加熱之後會引起變質，破壞結構，因此不論是肉類或魚類，**儘**

量生吃比較理想。這也是為什麼在自然界中捕食生肉的動物比較不會得癌症的原因。

但魚類可以做成生魚片，肉類要生食就比較困難了，還是建議用煎的或煮的來調理。尤其是豬肉可能含有寄生蟲，必須確實煮熟再食用。

很多人習慣在早餐吃玉米片配牛奶，加上優格和香蕉。但小麥的麩質以及牛奶的酪蛋白容易破壞腸道環境，因此我**完全不攝取任何小麥製品、乳製品**。

至於水果，雖然乍聽之下很健康，但裡面含的果糖會讓血糖值飆升。所以不論哪一種我都不吃。特別是香蕉，經過品種改良後甜度越來越高，對血糖的影響非常劇烈。還有現在的草莓也是，不僅被改良成一年四季都能出貨，而且因為在溫室中栽培，病蟲害增加而大量使用農藥，是農藥殘留量最高的水果。

不同食品種類，對血糖造成的影響

食品種類	營養成分	對血糖的影響	形成血糖的速度
澱粉	碳水化合物 (蛋白質)	◎	◎
水果	碳水化合物	◎	◎
牛乳	碳水化合物 (蛋白質)	△	◎（全脂，低脂 (2%)為△）
肉類・魚類	蛋白質 (脂質)	×	×
脂肪	脂質	×	×

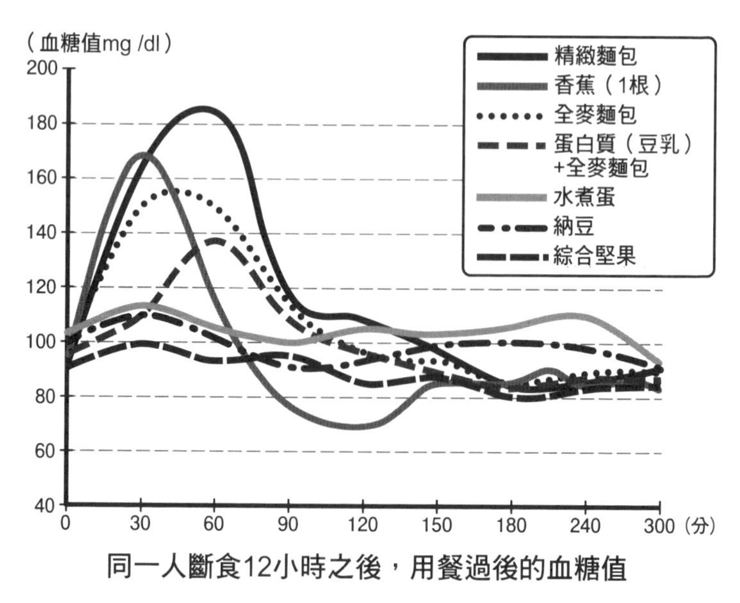

同一人斷食12小時之後，用餐過後的血糖值

※小松川診所（東京）

蛋白質吃的不夠多怎麼辦？

一天當中為了攝取到跟體重（kg）相同分量的蛋白質（g），需要吃非常大量的食物才行。無法消化的人，推薦可以服用比蛋白質分子更小，也更容易分解的胺基酸保健食品，藉此促進胃酸分泌、增加消化酵素。此外，由於消化系統的運作變得更順暢，之後吃進去的食物營養素也更能夠被順利吸收。

前一陣子，有一位服藥過量導致唾液分泌不太出來的七十歲女性來就診。我從她口腔內黏膜的狀態，很明顯看出有蛋白質攝取不足的問題，建議她服用胺基酸的保健食品之後大約過了十天左右，這位患者的唾液又開始正常分泌了。人體很多機能的運作都跟蛋白質有關，說蛋白質是營養療法中最重要的營養素之一也不為過。如果無法從飲食中攝取到足夠的量，請多依賴保健食品來補足吧！

打破「反減醣」的錯誤迷思

「大腦將醣類（葡萄糖）當作能量，過度限制碳水化合物反而對身體有害！」每當我建議大家減少醣、多攝取蛋白質時，就一定會有人提出這樣的疑問或觀點。限制醣類究竟具有什麼危險性呢？接下來我想針對這些反面的迷思來做討論。

迷思1：我們的大腦是以醣類為能量

在全身的血糖消耗量中，比例較小的大腦卻獨自佔去二〇%到三〇%的血糖量。從此可知，血糖的確是必需物質，但你知道嗎？**碳水化合物（醣類）進入體內後，只會被使用四十秒鐘**。

我們的人體中，包含大腦，所有的血糖幾乎都是藉由腎上腺素、去甲基腎上腺素的激素來達成微妙的調整以及維持機能。也就是說，藉由**吃醣來補充大腦能量，這樣的想法一點意義也沒有**。

吃了甜食後感覺頭腦變得清晰、焦躁感降低的人，有可能是血糖控制不好，才會造成血糖值大幅度波動，在低血糖的情況下活動力降低、變得想睡覺。因此，只要一攝取醣類，血糖值就會急劇上升，並大量分泌胰島素。但這樣一來，血糖值又一下子降得過低，回到想睡或是因大腦皮質缺乏營養而思緒不清的狀態，也容易疲勞，引起暈眩及頭痛。

身體被一口氣下降的血糖值嚇到，拚了命想趕緊讓它恢復正常，於是啟動了交感神經分泌出腎上腺素。腎上腺素會讓大腦處於興奮狀態，整個人似乎變得神清氣爽，感覺身體狀況好轉……但真要說的話，那只是身體處於錯亂的狀態中而已。反而還有可能因為交感神經處於優位，血管收縮而提升高血壓的風險。

以前的日本人飲食匱乏，雖然以魚貝類補充蛋白質但還是不足，身形瘦小，血管容易破裂而造成腦溢血。照理說，這個情況到了飲食豐饒的現代應該要有所改善，沒想到這樣的情況不減反增，罹患腦梗塞與心肌梗塞的人反而變得更多了。這是因為現今飲食中醣類含量高的緣故。以前都認為腦梗塞或心肌梗塞，是因為壞膽固醇在血管內部堆積成的斑塊，沿著血液流動時堵塞到血管所造成。但根據後來的研究發現，其實是因為存在於血管內皮中一種稱為「脯胺酸」的胺基酸與醣類結合造成糖化，才會導致堆積在血管內的斑塊脫落，形成血栓。

迷思2：減醣沒有明確規範，很難執行

即使是再簡單的工作，也有一開始就輕易上手的人，跟需要努力耕耘才做得好的人。在學習的過程中，也會因為指導者不同而有許多不同的論調，若沒有先做好「這件事本來就有很多觀點」的心理建設，很容易聽什麼都覺得是對的，內心搖擺不定。請記得，不論是真是假，都要靠自己體驗之後才會知道，限制醣類也是。

每個人各自的生活習慣、年齡、性別、職業、家族構成等生活環境，或是代謝率、疾病史等因素都不相同。不論哪一種療法，最重要的都是找到適合自己的方式並確認療效。

曾經有人跟我說，「魚跟肉裡也不是完全不含醣，我搞不清楚攝取幾公克以內的醣才是正確的，根本沒辦法認真執行。」也就是說，即使限制醣類，也沒辦法做到完全不攝取（順帶一提，每日建議的醣類攝取量為四公克以下）。

如果對飲食法的條件設定得這麼嚴苛，反而難以執行。我在探索適合自己的飲食方式時，始終抱持「即使只有一點點可能，也可以試試看」的想法。在我認識的人之中，也有一邊笑著說「沒辦法啊，偶爾還是會不小心吃到碳水化合物啦」一邊輕鬆實踐的人。

確實沒有一條明確的界線畫分什麼是對的方法，什麼是錯誤的方法。反過來說，也沒有說非要用哪種方法不可。人沒有辦法透徹真理，但即使有不了解的領域，還是可以從當中找出值得運用的部分，讓自己通往更好的層次。

迷思3：減少醣之後反而吃更多！

向擁有實踐經驗的人詢問意見，是為了不變成紙上談兵，非常重要的一件事情。但比起「甜食是另一個胃」的籠統說法，對我來說，從生理學的角度闡明「吃甜食會因血糖升高或降低而變得無法控制食欲」才是更有力的論述。

每當我聽到有人說「控醣後反而不小心吃太多」的時候，就忍不住心想：「你真的有實踐過嗎？」因為只要試過的人就會知道，限制醣類具有抑制食欲的效果。相反地，也有人認為「不吃醣會演變成進食障礙」。這是個非常有趣的想法，難道世界上的進食障礙，能夠透過攝取醣類來治好嗎？

限制醣類時應該要注意的是「卡路里不足」的問題，以及暫時性的低血糖症狀。雖然也有人擔心因此罹患高血壓，但這終歸只是暫時性的症狀，只需透過堅果類確實補足卡路里，或是透過攝取胺基酸的保健食品讓蛋白質能夠正常代謝就能解決。

迷思4：營養均衡攝取才是正解

美國糖尿病學會曾經發表過以下的專家建議：「營養均衡的飲食沒有臨床實證」。有吃魚的民族，也有食用昆蟲的民族，每個人的腸胃狀況也不同，無法確實得知食物進入體內後的吸收率或是否均衡。因此，強調飲食均衡的論述，其實是不符合現實狀況的，請問你會對住在沙漠地區的人說：「要吃魚貝類或綠色蔬菜」嗎？

此外，也有人抱持著「以前的人也是吃米。如果少了醣，不會造成醣的代謝異常嗎？」的反對意見。但現今的情況不同以往，戰前時代的人「食物纖維攝取量是現代人的三倍以上」、「過著一整天勞動的忙碌農家生活」、「時常吃稗子或小米」、「土壤中有豐富的礦物質」，並不能只用米與血糖值的一元論來下判斷。

不論這個世界流行什麼，都一定會有相反的意見出現。這是非常自然的事情，也是能夠防止錯誤持續蔓延的優點。

流行的事物會產生「帕累托法則」（關鍵少數法則）作用，明明是屬於少數的情況，卻讓人自然而然感到認同，甚至控制了多數人的思想。但當流行的趨勢漸緩後，就會開始出現反對聲音，再等到流行退燒之後開始詳查兩方意見，就是所謂的臨床實證。

雖然是「實踐之後就能得到結果」的簡單理論，但我除了自身的經驗，也透過更多人的實踐報告與抽血結果，感受到限制醣類有效的一面。也許有的細節還需要調整，但大方向是不會改變的。若全體都朝向良好的方向進步，就結果來看，那些擔憂的細節也會落在不成問題的範圍之內。

迷思5：限醣減重只是脫水而已，不是真的瘦！

大家想要的「變瘦」是什麼？若是緊實勻稱的體態，那的確令人嚮往。只是，體態勻稱與否，重點在於增加肌肉量。

我自己本身嘗試過好幾次減重，也看過許多人減重。但究竟有什麼方式，不是和肝醣一起消耗掉水分而變瘦？如果有這種不留一滴汗就能減重的方法，我倒是很想要請教看看。因為我唯一能夠想到的就是，高齡者或是臥床不起的人因老化衰退而變瘦的情況。話說回來，即使是這樣，還是會因為蛋白質不足造成異化，同時導致脫水。想要不脫水就變瘦，本來就是不可能的事。

肝醣在人體內可以分為「肌醣原」與「肝醣原」兩種形式。據說在一般成人體內，肝醣原約有一百公克，肌醣原則是三百公克左右，合計大約四百公克。每一公克的肝醣會和三公克的水結合，這樣一來，最多會有一千二百公克的水。換句話說，肝醣加上水，合計就有一千六百公克左右。

剛開始減少醣質時體重減少，確實是因為消耗掉水分的關係，但在這之後，則是因為肝醣減少，造成體脂肪分解信號增加而導致。假設有一位六十公斤的人瘦了十公斤，變成五十公斤。這時候減少的體重，即來自於不斷轉化的肝醣與水結合的產物。

人體的七〇%是由水分組成，它的重量為

六十公斤時的水分60×0.7＝42公斤

五十公斤時的水分50×0.7＝35公斤

也就是說，光是水分就少了七公斤。

另一方面，肝醣與水的比例是一比三，所以如果減少十公斤的話，水分就會佔去十公斤的四分之三，也就是七・五公斤。這個數字跟剛剛算出來的結果幾乎一致。換句話說，只靠消耗肝醣與水的減重方式，並不會破壞體內水分的構成比例。

因此，抵制以減少水分的方式減重並不合理。難不成在健康檢查時測量腰圍超標，醫護人員會告訴你：「這都是水分所以沒關係」嗎？實際上，從檢查數據就可以明顯得知，體脂肪率、BMI、除脂肪體重、脂肪含量，確實都因減醣而有減少的傾向。

我認為就算無視這些結構，將減醣後體重下降的結果，光以「是因為肝醣與水減少了」來下定論，也是有些蠻橫的論調。有人主張「醣類不足會造成肌肉分解」，但肌肉分解是因為卡路里不足或蛋白質攝取量不足而造成。也就是說，不一定是缺乏醣類的關係。

迷思6：沒有醣當能量，脂肪無法燃燒

體內醣類不足，就會造成身體運作的能量不足而無法燃燒脂肪，這樣的論點也很常見。但是，在我們人體的機制中，脂肪原本就是無法被順利消耗掉的熱量，才會轉換成脂肪囤積在體內。再說了，野外遇難的人體重下降，總不可能是因為攝取了醣質，補充到燃燒脂肪的能量吧！（這當中也包含肌肉分解。）

燃燒脂肪有時可以達到局部瘦身的效果，這是因為人體確實有幾處部位的脂肪比較容易降低，但基本上還是只能以全身為單位均勻變瘦，「想要只降低大腿的體脂肪率！」這樣的事情是不可能發生的。

不過話說回來，限制醣類最主要的目的不是減重，而是為了不讓飯後引起高血糖，以及藉由抑制梅納反應，減輕對身體造成的氧化損害。

限制醣類還是瘦不下來的人，有可能是體內含有重金屬物質，或是蛋白質無法循環等，基於和血糖調節沒有關係的原因而發胖。

此外，也有人主張「缺乏主食、以配菜為主的飲食會增加膽固醇」。但根據《二〇一六到二〇二〇年美國飲食指南》中的論述，來自食物的膽固醇其實對身體的影響並不大，需要注意的反而是飽合脂肪酸的攝取量。

「醣類、蛋白質、脂肪」被稱為三大營養素的理由是，他們能夠製造出ＡＴＰ。在這三者之中，ＡＴＰ生產效率最佳的是「脂肪」。其次是蛋白質，有一部分會轉化成丙酮酸產生ＡＴＰ，其餘則要透過丙酮酸脫氫酶的作用。反觀作為能量來源的醣類，則幾乎必須完全仰賴酵素才能轉化為ＡＴＰ，因此在效率上較低。

人類一天消耗的熱量約一千八百大卡，在這當中醣類佔了一百四十四大卡，剩下的一千六百五十六大卡是由脂肪供給。人體比起醣類（葡萄糖），主要是以脂肪（酮體、游離脂肪酸等）為能量來源。因此，如果醣類的儲存量變低，就會轉而分解脂肪。**由此可知，即使正在進行嚴格的醣類限制，血糖值也能維持在正常值**。

到這裡為止，我用了稍微強硬的口吻來檢視反對限制醣類的正當性。

「若是因為限制醣類而死人怎麼辦？」很多人也會提出這樣的疑問，但事實上，因為

人體主要組織的能量來源

組織	能量來源
紅血球	葡萄糖
腦	葡萄糖、酮體
肌肉骨骼	葡萄糖、游離脂肪酸、三酸甘油酯、胺基酸
心臟	葡萄糖、游離脂肪酸、胺基酸、甘油、醇
肝臟	葡萄糖、游離脂肪酸、胺基酸、甘油、醇
腸管	葡萄糖、麩醯胺酸
腎臟	葡萄糖、游離脂肪酸、酮體、乳酸、麩醯胺酸
脂肪組織	麩醯胺酸、三酸甘油酯

Watford M and Goodridge G: Regulation of fuel utilization. Biochemical and physiological aspects Of human nutrituion. MH Stipanked 2000. P385-407

減醣而導致生命危險的情況並不曾發生，反觀現狀，正為糖尿病而苦的人才是不計其數。只要不能抑制因醣類造成的氧化壓力，其他的治療就沒辦法順利進行下去。

許多人雖然服用保健食品卻遲遲看不出效果，一問之下，都是因為醣類攝取過多的緣故。只要稍微限制一下醣類，很快就會出現效果。若是不敢一次減少太多醣類的話，也可以先以降低每天的攝取量為目標，循序漸進就好。

在膳食纖維中打造健康好腸道

假設你要挑戰高空彈跳，那麼你一定會經歷下列的步驟：

(1) 聆聽教練教學說明

(2) 穿戴設備並確認安全裝置

(3) 大膽跳下去

我想應該沒有人會無視這些步驟直接跳下去。無論什麼事情都有理想的順序，營養素補充這方面也是一樣的，必須先滿足一些前置條件，才能達到預想中的效果。

以營養療法來說，胃部的狀態是很重要的關鍵，因為與吸收有非常大的關聯。如果胃酸下降的話，營養素的吸收率也會跟著下降。因此，在執行解毒飲食法之前，首先要做的就是透過吃蛋白質調節胃酸分泌、限制腸道等方式來整頓腸道和消化道環境。

在整頓腸道環境中，還有一個很重要的營養素──「**膳食纖維**」。膳食纖維指的是

「人體內消化酶無法消化的食物成份」，由於無法在體內被消化吸收，過去常被當作是不需要的物質。

但隨著對人體機制研究的進步，近年來，膳食纖維攝取減少，已經被歸列為罹患大腸癌、冠狀動脈疾病、糖尿病等疾病的原因之一，並和五大營養素（蛋白質、脂肪、碳水化合物、維生素、礦物質）並列，被稱為**第六大營養素**。藉由攝取膳食纖維，不僅能夠改善腸道菌群、拉肚子或便秘問題，也能促進排出三酸甘油酯和抑制血糖上升。

根據日本二〇一五年公布的飲食攝取量基準，男性一天建議攝取二十公克以上的膳食纖維，女性一天十八公克以上（台灣衛福部建議成人每日攝取二十五到三十五公克膳食纖維）。但是幾乎大部分的人都無法到達這個建議量，而且還一年比一年減少，平均只有十五公克左右。

膳食纖維分為不溶性及水溶性，有來自植物的膳食纖維和來自動物的膳食纖維。腸道內的不溶性膳食纖維吸收了水分後，糞便量就會增加，導致腸道被擴張，身體誤以為「糞便堆積」而產生推擠作用，使糞便快速通過腸道。不僅能夠預防大腸癌，還能刺激腸壁，促進大腸蠕動。清除宿便的同時，也做到腸道排毒及預防便秘的功效。

水溶性膳食纖維會影響胃部及小腸的消化吸收，藉由與膽汁酸結合，能夠減少脂肪吸收，還有降低膽固醇、保持糞便柔軟性、防止水分過度吸收等作用。

想要補充膳食纖維，最好的方式就是吃**洋車前子**。洋車前子是車前草科植物，自古以來，洋車前子的種子和穀殼就廣泛在印度被食用及使用。其中的成分有八十%以上是天然膳食纖維，包含水溶性（高分子與低分子）和不溶性的膳食纖維，兩者保持著良好的平衡。最大的特徵，就是吸水後會膨脹為果凍狀，也在歐美被當作瀉藥使用。

根據內布拉斯加大學的研究證實，洋車前子比其他的膳食纖維能讓排便量增加，加速消化物通過腸道的時間。

在日本的實踐女子大學，曾經請來十七名標準體型的成年女性，以一週為單位，觀察研究洋車前子攝取量與排便變化的關聯性。結果發現，如果每天吃四公克洋車前子，每週

整頓腸道環境的解毒法

一天4g洋車前子，使用搖杯溶於水（200～300CC）服用

※混在料理中有可能影響功效，建議直接溶在水中服用。若實在無法接受它的味道，可以搭配蛋白質補充劑飲用，等稍微適應後再換成水。

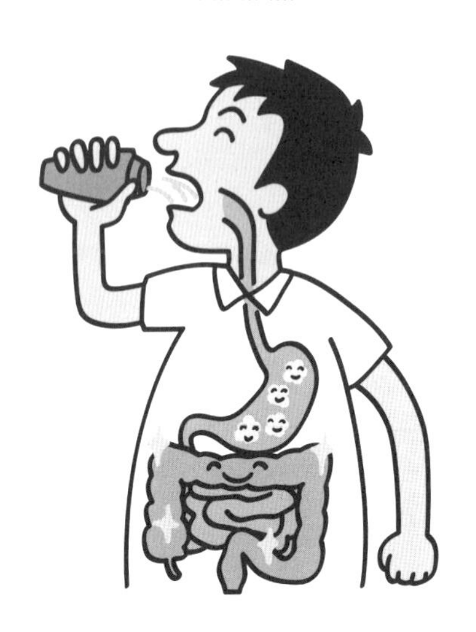

平均排便量就增加了一百公克。每天攝取量增加到八公克時，排便次數更增加到一天一・三次。

另外在關西醫科大學，也邀請過十五名仰賴緩瀉劑治療便秘的患者，在不限制飲食的前提下攝取洋車前子兩週。在這些人之中，九十三%的人排便狀態獲得了改善，其中十一名患者不再需要靠藥物也能正常排便。

後來也在健康的人與有腹瀉症狀的人身上進行了相同的實驗。結果八十二%健康的人排便量、排便次數都順利增加。而有腹瀉症狀的人，則有九十三%的排便量都增加，其中六十七%的人排便次數減少。

在全美國四萬名醫生中排名前五%「全美最佳醫生」的威斯康辛醫學院腸胃肝臟科阿諾・沃爾多醫生，也將服用洋車前子稱為最值得推薦的便秘治療法。

膳食纖維除了可以整頓腸道環境，也能夠幫助糖更穩定地被吸收，抑制血糖上升。攝取膳食纖維之後，胃裡面的內容物黏稠度會增加，變得無法一口氣全部吸收，這樣一來，小腸內醣類（葡萄糖）的擴散速度降低，就能夠進而**抑制血糖值上升**。而且，也能夠有效改善胰島素抗性的問題。

值得一提的是，有些人認為攝取膳食纖維可以減少醣類或脂肪的吸收。但這充其量只是讓吸收速度變慢而已，吸收量並沒有改變。

維生素B群主宰身體所有機能

整頓完腸道環境之後，接著希望大家多攝取的營養素，就是**維生素B群**。即使攝取了蛋白質，若沒有維生素B群的話，就沒辦法產生能量，或是產生能量的效率會變差（停在丙酮酸，不會轉換為ATP）。

相反地，也有可能受到相反的代謝作用，造成糖質新生導致血糖值混亂，出現乳酸生成等症狀。不僅無法促進能量產生，還造成醣類增加。

維生素B群會影響生物體內約五百種的反應作用。舉例來說，維生素B_1與大腦的運作相關，在美國等諸多國家中，攝取維生素B群是官方運用在改善及預防犯罪的方式之一。此外，經常在半夜哭鬧的嬰兒，也能夠透過服用維生素B_6改善。同理，時常做惡夢的大人也可以如法炮製。

所謂維生素B群，指的是B_1、B_2、B_6、B_{12}、菸鹼酸（B_3）、泛酸（B_5）、葉酸

（B_9）、生物素（B_7）這八個種類。維生素B群會藉由彼此的交互影響，對全身的反應起作用。例如，在代謝葉酸時需要菸鹼酸或維生素B_{12}，在活性化維生素B_6時需要使用到維生素B_2。維生素B總是以B群來攝取，就是這個原因。

購買B群的保健食品時，建議選擇以維生素B_1為主，一日一百毫克（mg）的維生素B群。維生素B很難透過食物達到需求量，必須搭配保健食品積極攝取。不一定要買單純的B群，購買包含維生素B_1的綜合維他命也可以，但要注意價格便宜的綜合維他命很常有菸鹼酸含量高，其他維生素含量較少的情況。

此外，在攝取酒精、醣類之後，或是處於壓力大、身體慢性發炎、懷孕、哺乳的情況時，身體對維生素B群的需求量會增加，必須更勤勞補充。

問大家一個問題。你們知道，理想的尿液是什麼顏色嗎？

根據美國的醫生回答，是亮黃色。含有維生素的尿液不是白色，也不是深黃色，而是閃耀又澄澈的黃色。由此可見，亮黃色的尿液是因為維生素B在體內被充分使用後，多餘的維生素排出體外所致，表示身體已達到需要的維生素B群攝取量。

在蛋白質分解的過程中
維生素是必要營養素

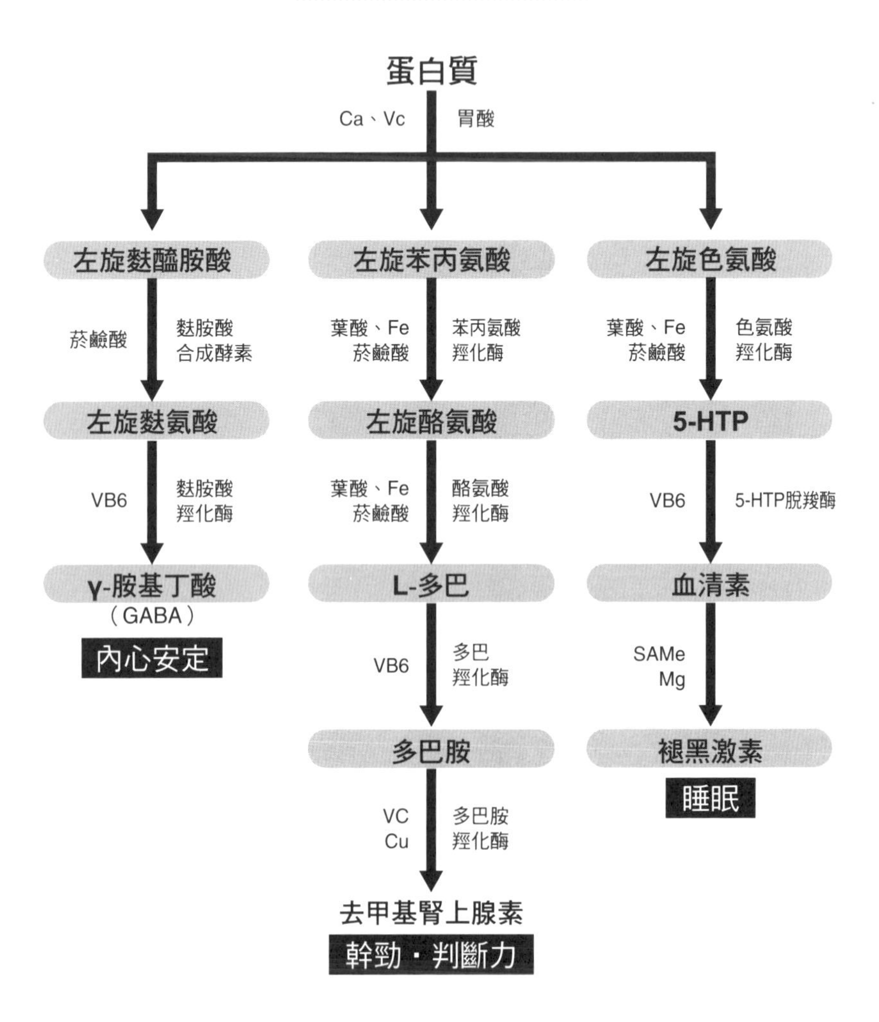

維生素B群的作用

維生素 B_1	掌管醣類代謝	維生素 B_2	幫助體內的氧化還原反應
維生素 B_6	作用於胺基酸代謝	維生素 B_{12}	作用於血液中的血紅素合成與胺基酸代謝
生物素	關係到醣類的輸送	菸鹼酸	和 B_2 一起幫助分解脂肪、醣類
泛酸	維持神經、腎上腺皮質機能正常	葉酸	幫助 B_{12} 和紅血球再生

當維生素B群不足……

- 產生疲勞感
- 集中力無法持續
- 煩躁感
- 容易口腔潰瘍、口角炎
- 代謝變差
- 容易感冒
- 對精神、神經造成影響

維生素 B_1 的一日必須攝取量（100mg）

豬里肌肉 約8.2kg
蒲燒鰻魚 約13.3kg
納豆 約2500盒（1盒50g）

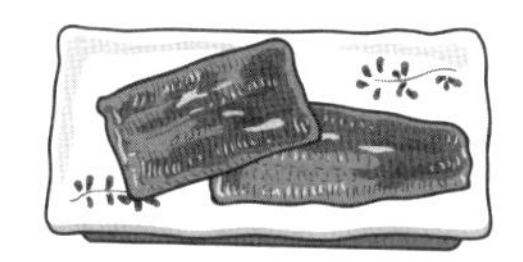

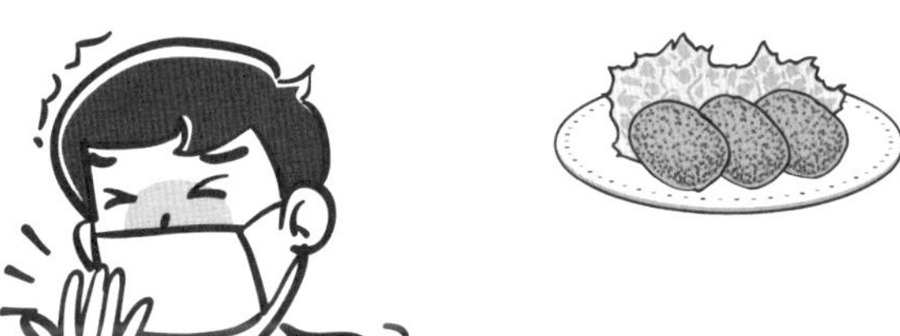

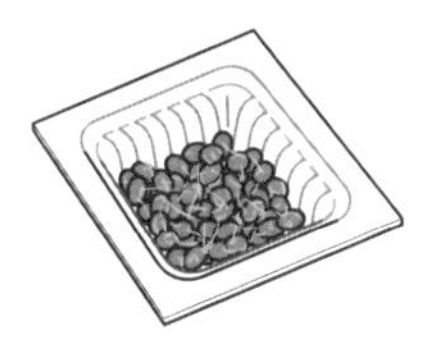

補鐵要補對方法才有效！

可以從糞便中判斷體內的鐵質是否充足。

首先，在正常、腸道環境良好的狀態下，理想的排便量是：**每天排出一根香蕉般大小的糞便**。其次，為什麼說可以從糞便判斷鐵質？最主要的原因，是因為我們的腸壁上如果有被當成儲存鐵的鐵蛋白停留，表示體內的鐵質已經超過身體需求，多餘的才會從糞便排出。也就是說，如果排出像硯台般**全黑的糞便**，表示體內鐵質十分充足（達到需求之後，就要控制鐵質的攝取量）。

除了糞便之外，缺鐵的狀況也會在口腔中顯現出來。牙齦一般來說是粉紅色，但缺鐵的人牙齦通常呈現深紅色。這是因為缺鐵的人很難生成膠原蛋白，體內組織容易出現發育不夠成熟的情況，其中也包含了新生血管，所以牙齦會呈現彷彿充血般的狀態。不僅如此，鐵質不足也會讓牙齦來不及修復，容易在刷牙或其他因素造成的磨損下萎縮。牙齦萎縮之後，沒有被琺瑯質保護的牙根就會曝露出來，造成敏感性牙齒。

鐵質的作用

製造紅血球
運送氧氣
骨頭、皮膚、黏膜的代謝
合成膠原蛋白
影響白血球、免疫系統
影響消化道
影響智力、情緒
肌肉收縮

當鐵質不足……

・黏膜變脆弱
・產生疲勞感
・集中力無法持續
・煩躁感
・斑點增加而且無法消除
・肌膚失去彈性
・指甲變形

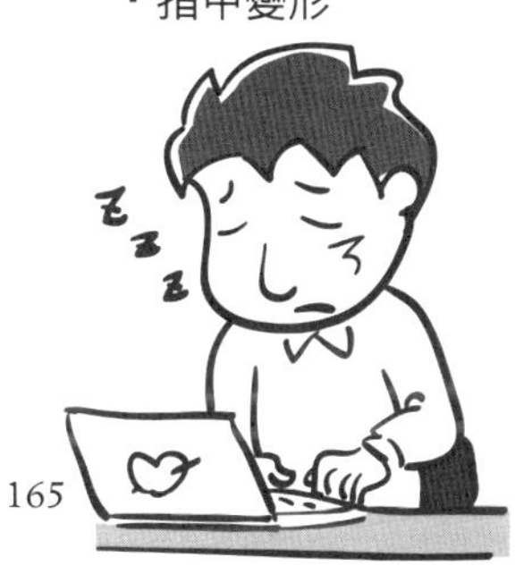

鐵質一日必須攝取量（24mg）

雞肝 約300g（1串100g）
菠菜 約1.2kg
鰹魚（春季捕獲） 約1.2kg

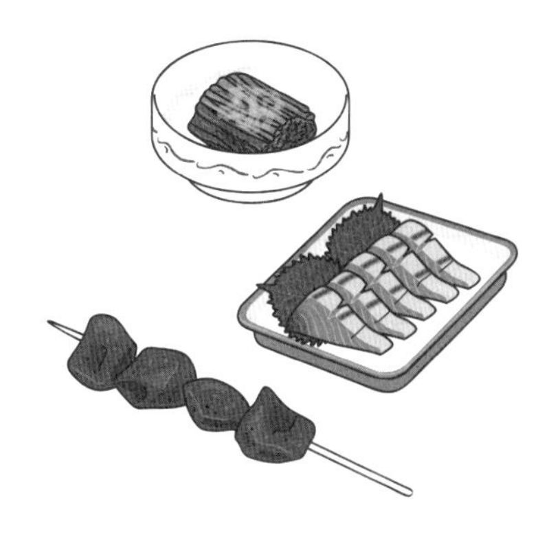

此外，膠原蛋白薄弱也會導致牙齦容易出血或出現斑點（牙齦的斑點也是）。牙齦上如果出現斑點，有一種可能是吸菸的人缺乏維生素C，如果沒有吸菸習慣，則多半是因為缺乏鐵質、黑色素沉澱的緣故。像這樣鐵質不足與黑色素沉澱之間的關聯，也會顯現在皮膚上。

我們體內的鐵，會以這三種型態中的任一種形式存在：

(1) 機能性鐵：血紅素、肌紅素、細胞色素

(2) 儲存鐵：鐵蛋白、血鐵質

(3) 搬運鐵：運鐵蛋白

攝取鐵質的第一選擇為**血基質鐵**，推薦經由口服來攝取。

鐵的保健食品分為血基質鐵與非血基質鐵。血基質鐵是會與蛋白質結合的鐵，是生物體內含鐵物質的基本型態，即使鐵質含量過剩，也不會產生活性氧，還能成為抗氧化物質的材料。

血基質鐵與非血基質鐵

血基質鐵
（二價鐵）
（有機鐵：與蛋白質結合的鐵）

- 大多含於動物性食物中
- 吸收良好（10%～30%）
- 沒有副作用

非血基質鐵
（三價鐵）
（無機鐵：不會與蛋白質結合的鐵）

- 大多含於植物性食物中
- 吸收差（5%以下）
- 有產生活性氧的風險

非血基質鐵分為無機與有機兩種，但不會與蛋白質結合，必須和其他礦物質相互作用才能吸收，效率較差。如果沒被吸收直接通過小腸，還會變成腸道內細菌（特別是壞菌）的養分，造成拉肚子或便秘、想吐等副作用。從以上觀點來看，還是建議攝取血基質鐵，如果攝取非血基質鐵時，則要多留意身體的變化。

說個題外話，鐵質是否充足，通常會以血液檢測中的鐵蛋白指數來判斷。但是，身體出現發炎症狀時鐵蛋白指數會偏高，因此，即使測量時指數偏高，不完全代表就沒有貧血的問題，另外，也有可能是鐵質都被鎖在負責儲存鐵的鐵蛋白裡，而無法被充分運用。

最近雖然有專門改善鐵蛋白指數的鐵劑問世，但這並無法改善關鍵性的小球性貧血和網狀紅血球等症狀。體內的鐵質當中，血紅素的鐵含量最多，約佔了總量的六十五至七十五%，接下來是儲存鐵主成分的鐵蛋白（二十五至三〇%）、肌紅素（三至五%）、運鐵蛋白（〇・二%）。在這之中，除了鐵蛋白之外都是血基質鐵化合物，從這個比例中可以得知，光改善鐵蛋白並沒有太大的作用。

需要鐵的話，就從血基質鐵來攝取吧。與蛋白質結合的血基質鐵會直接吸收進體內，吸收量約是非血基質鐵的五至十倍，而且既沒有副作用，不需要的量也會從糞便排出。

一點點的礦物質，就足以左右健康

在此之前，都是針對解毒飲食法的三大營養素（蛋白質、維生素B群、鐵質）做討論。接下來要介紹的，則是其他對身體來說也很重要的營養素。

自古以來在臨床現場，「疾病發生」或「病狀惡化」都與「礦物質代謝異常」脫離不了關係。

礦物質分為金屬、非金屬、類金屬。金屬是有光澤特性，也有傳導性及堅固性質的元素總稱，例如鐵、金、銀、銅都屬於這個範疇，磷、硒、碘等則是屬於非金屬礦物質。至於介於金屬與非金屬中間的類金屬礦物質，則有硼、矽、鍺等物質。

這些礦物質在生物體內，幾乎與所有的身體機能密切相關，如果過度缺乏礦物質，會對身體造成非常大的影響。大部分礦物質無法在體內合成，必須經由口服攝取進入生物體內。每種礦物質需要的量都不一樣，有些需要大量補充，但也有些只要微量就已經充足。

判斷是否為人體必須的礦物質是一件很困難的事情，沒辦法輕易斷定。即使現在認為不需要，也有可能在日後的研究發現有其必須性。但以現階段來說，容易缺乏的礦物質種類還不多，大略為以下幾種，以及其容易導致的問題：

- 鈣：骨質疏鬆症
- 磷：骨頭疾病
- 鉀：肌無力症、心律不整
- 鈉：肌肉痠痛、熱痙攣
- 鎂：心臟疾病
- 鐵：缺鐵性貧血
- 鋅：掉髮、皮膚疾病
- 銅：貧血
- 錳：骨頭病變
- 碘：甲狀腺腫
- 硒：心臟疾病、克山病

・鈷：惡性貧血
・鉻：糖代謝降低

如果出現這些症狀時，可以先試著補充該礦物質，若症狀得到改善，就表示是因缺乏該礦物質引發的疾病。但是，在人類身上發現的缺乏症病例數相當少，因此現在也有從實驗動物身上發現缺乏症來推斷出的必須礦物質。

生物體內幾乎所有的酵素，都需要鎂來產生活性，而鐵蛋白也是經常與酵素、激素、維生素等作用的礦物質。在改善身體症狀上，礦物質的確有不可抹滅的功效，例如鉻可以調整血糖，硒具有優越的抗癌作用等，擁有諸多好處。據說即使將成人體內所有的微量元素結合起來，也只有約四公克的重量。但是，如此極其微量的元素，卻對人類的生理現象有著極為重要的影響力，還會左右大腦的神經傳導物質及神經傳遞，在腦機能動作的控制上，擔任了極其複雜的角色。

但有一點必須特別留意，就是礦物質和維生素不同——**過多會導致中毒**。其中最常被大眾關注的，大概就是過量的銅或鉛可能導致癌症，雖然也有人持反對的意見，但目前都還沒百分百確定的證據出現，期待往後能有更多關於礦物質攝取量的研究。

鼻炎好不了，沒「鋅」可能是關鍵！

曾經有患者向我反應，雖然外觀看不出異常，卻感覺「舌頭灼痛」。這種症狀過去稱為「口腔灼熱症候群」，被歸類在身心疾病，而現在則是屬於味覺障礙的一種，有可能是缺乏微量礦物質**「鋅」**的緣故。患有舌頭灼痛的患者有併發鼻炎的可能，如果是男性，還會因為前列腺肥大壓迫到膀胱而導致頻尿。

有的人在下顎內側或上顎正中央有骨頭突出，或是指甲上有白色斑點，像這樣的狀況，大多也是缺鋅所導致。當體內的鋅含量不夠，會造成醣類代謝異常，以及變得會磨牙。除了攝取鋅之外，適量減少醣類的攝取，也有助於防止交感神經在睡眠期間活化，緩和磨牙的情況。

此外，與外界空氣接觸的鼻黏膜也是積極進行細胞分裂，必須頻繁代謝的部位。如果因為鋅不足造成細胞分裂速度變慢的話，受到刺激而受傷的黏膜就會維持原樣繼續使用，

鋅的作用

鋅的作用
消除活性氧
讓細胞分裂正常進行
保護皮膚（抗過敏）
讓視覺、味覺、嗅覺運作

・煩躁感
・容易疲憊
・腸胃障礙
・皮膚粗糙
・掉髮
・味覺異常
・體力衰退
・發育遲緩

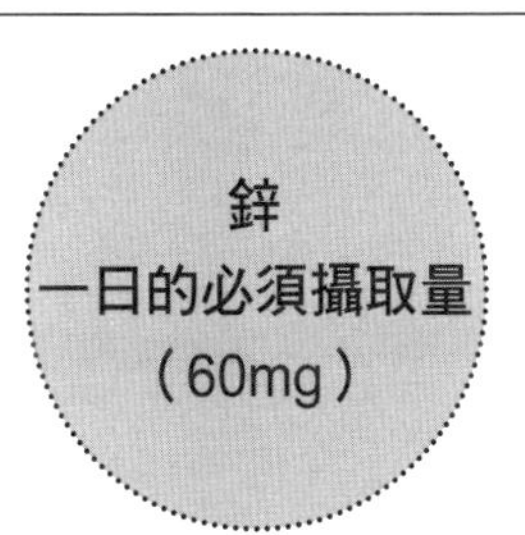

牡蠣（養殖・生）約23個（1個20g）
牛肉（牛肩肉・瘦肉）約1050g
鯷魚乾 約150隻（1隻5g）

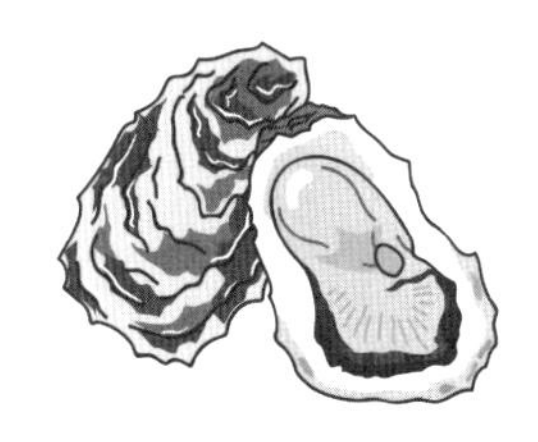

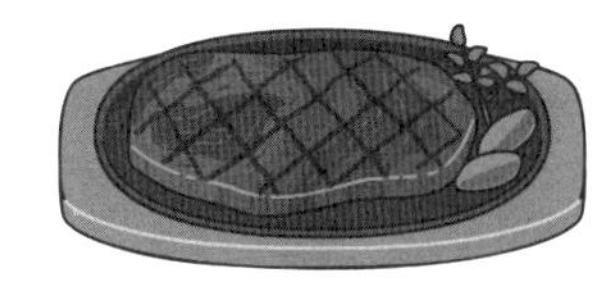

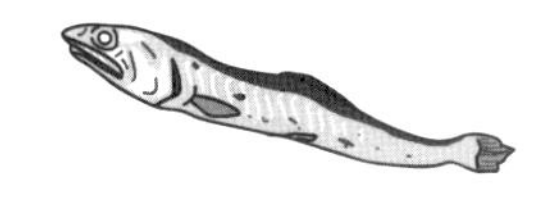

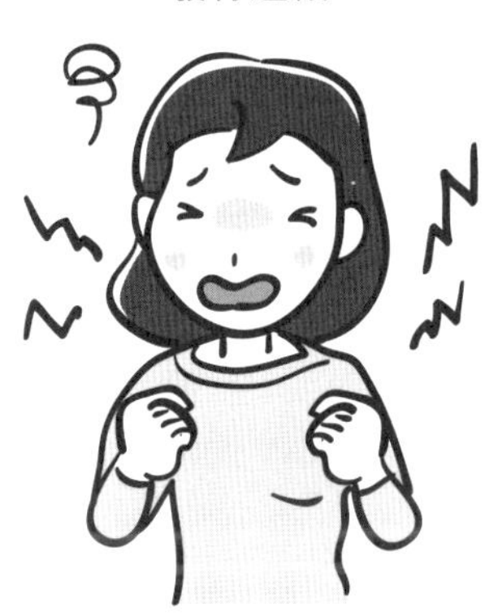

導致鼻炎遲遲無法痊癒。

雖然市面上的保健食品廣告都說男性要補鋅，但其實女性也很容易缺乏鋅。除了保健食品外，也建議透過飲食積極補充。

鋅對人體來說是很重要的營養素。蛋白質是由RNA（核糖核酸）將DNA轉錄而製造出來。RNA減少，細胞分裂速度就會變慢，引起異常的話就會變成癌細胞。而製造這個RNA的，就是鋅。鋅大量存在於前列腺、骨頭及骨髓、眼睛的脈絡膜、肌肉、皮膚等部位。酵素蛋白質等高分子化合物在結合的安定性上，也與鋅息息相關。據說光是與鋅有關聯的酵素，大約就有兩百種以上。

鋅主要的生理機能

□讓細胞分裂正常進行

□消除活性氧

□保護皮膚（抗過敏）

鋅是讓細胞正常成長、分化、增殖不可或缺的營養素。

鋅進入體內之後，主要是由十二指腸吸收，吸收率約為三〇%。吸收後的鋅會在肝門靜脈與蛋白質結合，運送至肝臟。雖然原則上建議成人每日攝取十至十五毫克的鋅，但是因為近年來食品加工和精製越來越發達，食品中的鋅含量降低，再加上飲食中的酒精、飲料、垃圾食物，以及含有亞硝酸鹽的加工食物，都會造成鋅的流失，所以必須更積極攝取。

經常在喝完酒隔天出現嘔吐反射（刷牙過程中出現噁心感）的人，正是因為鋅不足造成黏膜過度敏感或是反應變得不好。

之前我有個患者深深為此感到困擾，因為他不論去哪間牙醫看診，都因為強烈的嘔吐反射而沒辦法讓醫生將器具放入口腔中。演變到最後，光是靠在診療椅上面就覺得想吐。我請這名患者服用鋅兩個月後才終於能夠順利治療牙齒。患者本人也對於狀況的改善感到非常驚訝。

喉嚨容易乾燥咳嗽的人，也很有可能是因為鋅不足導致咽黏膜出問題。除此之外，鋅不足會讓醣質代謝變差，因胰島素儲存脂肪造成肥胖或內臟脂肪堆積，導致肚子變大。

在充滿精神壓力的現代社會中，職場、家庭、環境、減重等各式因素造成的精神壓力，都會增加鋅從尿液中排出的量，結果導致身體變得更容易疲憊。

鋅不足的症狀

□容易感到疲勞、容易感冒
□沒有食欲
□掉髮
□皮膚症狀（潰爛、水泡、乾燥、膿痂疹）
□指甲裡有白色斑點
□傷口痊癒速度慢
□生殖能力衰退

□拉肚子
□敏感性牙齒
□精神、神經症狀（性慾下降、情緒不穩、行動異常、發抖、記憶變差）
□缺鐵性貧血
□身體會氧化
□血糖調節異常

如果發現了這些症狀，不要單純認為一定是缺乏鋅所造成，還要參考與銅之間的比率。理想的銅鋅比例為一比一（〇・八五）。如果缺少銅，也會對精神狀態造成非常大的影響。

我們的大腦有六成是油脂

我們的大腦有六成是脂肪，四成是蛋白質。**神經細胞大多是由膽固醇組成**，而脂肪當中，有一半是膽固醇。

即使說大腦是膽固醇的集合體，也一點都不為過。雖然很多人都說要注意膽固醇，但我們的腦中有幾千幾百億個神經細胞，這些神經都被膽固醇給包覆著，假如**膽固醇不足，神經傳導就會變差**。這也是為什麼服用降膽固醇藥物後，會導致認知能力、記憶力等腦部功能下降的原因。

降膽固醇藥物也會對心臟造成不好的影響，而且阻擋體內的輔酶Q_{10}形成，大概會減少一半的量。輔酶Q_{10}是心臟經常使用的成分，如果缺乏，心臟便無法正常發揮機能，容易出現心律不整等症狀。在美國，降膽固醇藥物的處方通常搭配輔酶Q_{10}一起服用。

大家應該都常常聽人家說「飲食上要注意膽固醇」。高脂肪的飲食確實會讓膽固醇值暫時上升，雖然有壞膽固醇以及好膽固醇的說法，但這是另外一回事。膽固醇本來就是為了在血液中維持適當濃度，才在肝臟中製造出的物質，不應該被無辜撻伐。甚至可以說，

膽固醇高的人才更有精神。

雖然不同研究機構的數據多少不同，但關於膽固醇的評價也陸續翻盤。以指標性的美國心臟病學會（ACC）、美國心臟協會（AHA）來看，也早已將飲食中膽固醇的影響修正為「沒有影響」或「影響力極低」。

話說回來，膽固醇指數也並非單計算膽固醇，而是測量與蛋白質結合後的脂蛋白量。也就是說，**若蛋白質不足，測出的膽固醇數值就會變低**。

膽固醇有可能對人體造成的影響，主要來自表面的脂蛋白與醣類結合，發生梅納反應的時候。如果血管內部的上皮因此變得脆弱，就容易出現血栓，不小心堵塞血管。可是這不該歸咎於膽固醇，而是醣類的問題。與其在意膽固醇的攝取量，限制醣類更為重要。

建議大家多攝取含有EPA、DHA的脂肪，可以增加好的膽固醇。適量的膽固醇有助於強化細胞膜，讓血管的伸縮性及柔軟度隨之提升，達到降血壓的作用。此外，為了抑制發炎症狀，最好避開沙拉油以及氧化油（例如速食店中大量、長時間重複使用的油脂）。

脂肪分為飽和脂肪酸（奶油以及豬油等）與不飽和脂肪酸。建議選擇多元不飽和脂肪

油脂以多元不飽和脂肪（ω-3）為主

EPA不宜加熱，必須以低溫攝取

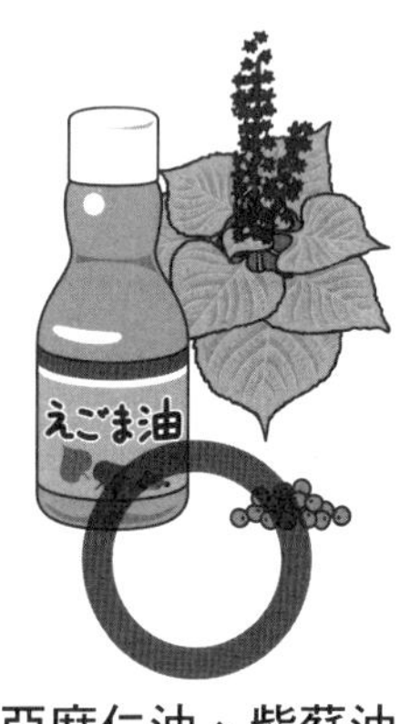

亞麻仁油、紫蘇油
MCT油

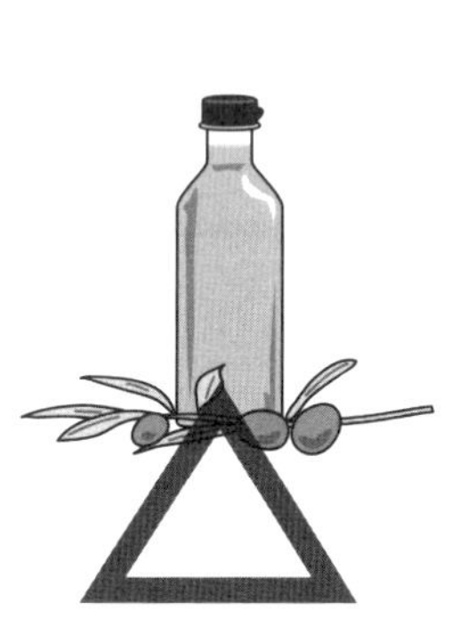

橄欖油

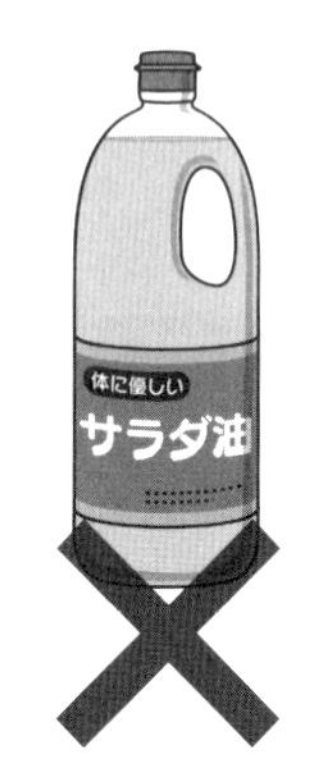

沙拉油、芝麻油
奶油、豬油

的油品，其中又以**亞麻仁油**、**紫蘇油**、**MCT油**為佳，除此之外，含有豐富EPA或DHA的ω-3油脂（魚油），也是有益健康的多元不飽和脂肪酸之一，值得推薦。但要注意這些成分不耐熱，所以吃鯖魚罐頭或沙丁魚罐頭這種經過加熱的產品，作用並不大，不如吃保健食品，或是直接用湯匙喝一到兩匙的油。其次推薦的油品，則是屬於單元不飽和脂肪的橄欖油。芝麻油雖然也是天然的產物，但不建議使用。

如果忍受不了想吃炸物的欲望，不妨使用橄欖油，並以米粉代替麵粉製作麵糊，不用擔心，無論是做成炸雞或是炸豬排，都一樣好吃。

分辨保健食品的好與壞

保健食品也是各式各樣什麼都有，而且需要注意的**攝取方式**也不同。以血基質鐵來說，醫療等級與市面販售的保健食品，吸收率可能相差到三十倍之多。

至於**攝取方式**，維生素C就是個很好的例子。

維生素C在遇到高溫或紫外線後會被破壞，而且屬於水溶性，在水中就會被分解。也就是說，如果你攝取的**維生素C來源是需要溶於水中或已經過加熱，就沒什麼意義了**。飲食上也是一樣的，為了**攝取**維生素C而吃加熱的蔬菜，不但吃不到想要的營養素，還有可能吃進維生素C變質後生成的活性氧，造成身體老化，甚至引發癌症。因此，除了避免大量**攝取**高維生素C的飲品或加熱蔬菜，購買保健食品時也要注意包裝是否為避光材質。

維生素D的保健食品，大多是由曝曬在紫外線下的羊毛中萃取而出，價格很便宜。但若是對原材料有堅持的人，也可以選擇購買**從蛋黃抽取出的維生素D產品**。

我的體質對止痛消炎藥過敏，每次服用就會產生副作用，全身長出一種叫做多形性紅斑的疱疹。當皮膚上補滿紅斑和傷口時，我會**將椰子油溶進維生素A中**塗抹在皮膚上，對於皮膚有修復效果，有助於傷口治療。前幾天碰到一位來做定期健診的男性，他的皮膚也跟我有相同的症狀，我看了一下後建議他如法炮製，果然過了三天症狀就自然痊癒。

我在選擇血基質鐵的保健食品時，會選擇**從動物肝臟抽取出來的產品**。市面上有些鐵劑會在大量非血基質鐵中加入少許血基質鐵，務必在購買時確實看清楚來源以及含量。

每個人適合的保健食品都不一樣，只能在不斷的嘗試中，找到適合自己的產品。如果服用後仍遲遲感覺不到效果時，可以思考看看是因為含量太少，或是來源、品質等其他理由所造成。

消除體內堆積的生活毒素

比起重金屬在體內的含量，**身體是否有辦法排出重金屬更為重要**。

造成體內重金屬含量過高的原因有很多，例如住在工廠附近的人有可能吸入漂浮在空氣中的鉛，導致重金屬堆積在體內，造成皮膚的代謝異常、出現濕疹。另外自來水中的氯也是一種可能，雖然可以消毒，但有時候也會殺死腸道細菌，還有生鏽自來水管中，也可能含有許多重金屬。因此建議大家飲用**礦泉水或是淨水器過濾後的水**。如果是異位性皮膚炎嚴重的患者，最好也用淨水器過濾的水沖澡。說句多餘的話，礦泉水中的礦物質，會在煮沸時全部蒸發掉，因此沒有這方面的疑慮。

如同前面章節所述，目前醫療上已經有許多排除重金屬的方法，例如螯合療法。我也會服用富里酸的保健食品，或是打穀胱甘肽點滴，利用休息時間將重金屬從體內排出。

我曾經看過一個美國實驗的影片，是一名患有帕金森氏症，必須扶著東西才能站起來的患者，在施打了高濃度維生素C的穀胱甘肽點滴之後，僅僅過一小時就可以走得又快又順暢，驚人的效果讓我不禁懷疑自己的雙眼。

我有一位患者有很嚴重的異位性皮膚炎，我請他改吃蛋白質餐，服用含有EPA、γ次亞麻油酸的保健食品之後，不但皮膚的發炎症狀減輕，也不再發癢，最後完全痊癒。相隔四十年，好不容易再次見到自己原本的肌膚。

細胞膜是由膽固醇組成，因為發炎導致膽固醇破裂時，脂肪就會變成有害物質，再度加劇發炎的反應。由於EPA以及DHA會幫忙抑制發炎症狀，因此可以改善搔癢問題。如果是一般的油脂，可能會導致促進發炎的花生四烯酸增加，使過敏變得更加嚴重。

過敏患者的舌尖或是皮膚、鼻黏膜、咽黏膜上，都很容易出現斑點。雖然症狀不盡相同，但根本原因都是免疫系統異常，假如接觸到過敏源，就會產生強烈的反抗症狀。EPA除了改善異位性皮膚炎外，也可以用來治療氣喘。至於瘋狂流鼻水、打噴嚏的花粉症就比較複雜了，還需要搭配使用維生素D。

在腸道過敏的情況下，通常是因為小麥麩質、酪蛋白或念珠菌造成了腸壁損害，可以服用消除念珠菌的保健食品（通常稱為「Candida Support」）。尤其是檢查中被診斷出念珠菌感染的患者，症狀很快就能獲得改善。

在加工食物中含有的食品添加劑，也是需要進行排除的毒素。大部分的食品添加劑，其實根本可以直接當成藥劑來看待。透過抽血檢查可以很明確看出來，只要一點點的量，肝臟指數就立刻發生變化。即便吃了食品添加劑沒有反應的人也不能大意，很有可能是肝機能本身就已經呈現衰弱的現象。

具備多重功效的腸道好菌

洛德乳酸桿菌為一九八〇年代，在安地斯山居住的女性母乳裡發現的一種乳酸菌，被瑞典的卡羅琳醫學院認定為最優質的益生菌，也是在我們腸道裡有益的腸道菌群。

一般乳酸菌即使吃進肚子裡，大部分還是會被胃酸給消滅掉，即使成功通過胃這個關卡也無法增殖。然而洛德乳酸桿菌不同，不但可以通過胃酸的考驗，還能在腸道中打造菌叢及增殖。

洛德乳酸桿菌具有調整腸道環境、抑制壞菌增殖的功能，還可以調整口腔環境、抑制蛀牙菌、牙周病菌的增殖。如果使用抗生素，會將好菌壞菌一視同仁殺死，但洛德乳酸桿菌則卻只會攻擊幽門桿菌這個病原細菌，具備天然的抗生素機能。

曾經有個實驗，是讓十五名被幽門桿菌感染的病患連續三十天攝取洛德乳酸桿菌，結果其中六成的人胃裡不再出現幽門桿菌，而且連腸道內的菌叢平衡也獲得了改善調整，還可以抑制念珠菌的過剩增殖。

其實光是整頓腸道環境，就足以讓免疫力上升。但洛德乳酸桿菌不單如此，還具有可以調解負責吞噬病菌的巨噬細胞，以及協助製造抗體的T細胞正常發揮機能、不過度反應的作用，有助於抑制體內發炎的現狀。

目前有越來越多實驗結果顯示，攝取洛德乳酸桿菌確實有益健康。包含讓每天晚上至少哭六小時的嬰兒服用洛德乳酸桿菌，結果才過一個禮拜，夜哭時間就縮短為一百分鐘，第二週只剩一小時，效果非常顯著。

在針對五十名患有異位性皮膚炎的嬰兒進行的實驗中，也發現濕疹面積減少至三分之一。而在讓六十六名急性腹瀉的嬰兒服用洛德乳酸桿菌後，也有八十七％在一天內得到改善。便秘也是，到了第四週就全部恢復正常。

成功的第一步，就是拋棄完美理想

對我來說限制醣類的缺點，就是伙食費的開銷增加。尤其是外食的時候，像是去餐廳吃咖哩飯，我通常都不會點咖哩飯，而是選擇蝦子、雞塊、漢堡排等蛋白質配餐來吃。雖然花費比單點咖哩飯多了一・五倍不說，不足的蛋白質含量還要靠回家後吃蛋白粉補充，但對身體的益處卻遠大於付出的價值。

長期執行醣類限制的人，如果突然吃到醣身體會不舒服，因此細胞分子矯正醫學會的餐會幾乎都是吃火鍋或是烤肉。雖然這樣聽起來能吃的東西很少，但其實我個人並沒有執行得如此嚴格，我還是非常喜歡懷石料理，偶爾也有想要吃壽司、拉麵、咖哩飯的日子。勉強自己過度設限的話，生活很多樂趣都會消失，所以我會適時破戒一些自己愛吃的東西，但搭配營養素來減少對身體的影響。

舉例來說，在吃含醣的食物時，我會事前服用**洋車前子**或**匙羹藤（又稱「武靴葉」）**的保健食品來抑制血糖突然上昇，並盡可能控制在**下午三點前**用餐。

兒茶酚胺是一種活化大腦、促進體內機能運作的激素，據說在早上四點分泌達到巔峰，下午三點告一個段落結束，所以如果血糖在這之後才出現大幅變動，就會更難調節。在早上七點攝取醣類，隔天測量的血糖值也會比晚上十一點攝取醣類的狀況來得更佳。

我以前練過約十年左右的格鬥技，在減重時期也經歷過各種挫折。曾經有過努力好幾天，結果某天晚上吃了蜜柑後隔天立刻變胖、或是勉強吃沒調味的義大利麵但體重完全沒降下來的經驗。根據抽血結果報告，我瘦不下來是因為體內的脫水山梨糖醇(1.5 AG)過少，血糖無法正常調節所致。

除此之外，如果在減重期間遇到體重僵持不下的「停滯期」，還有一個很大的可能，就是「蛋白質不足」。當體內的蛋白質含量太少（再加上卡路里不足），我們的身體就會轉而分解肌肉，藉此引發糖質新生作用來提升血糖值。等到血糖值提高後釋放胰島素，又會開始在體內累積脂肪。

我曾經建議來找我看診的患者，以攝取胺基酸和限制醣類的方式瘦身，結果他在兩個半月內都沒發生過停滯期，最後還成功瘦下了十四公斤。那名患者量完體重看到數字，高興到在櫃台大聲歡呼的那一幕，我至今仍然記憶猶新。

改變飲食習慣的訣竅在於**不要成為完美主義**。搞得太過複雜、設太多限制來壓制自己的食欲，反而更難持之以恆。以蛋白質來說，如果仔細分析蛋白質來源，許多像紅肉的負面影響、產地或是飼育環境等細節問題就會逐一浮上檯面，變得什麼都不敢吃。但一定要記住一點，比起過度擔憂而什麼都不吃，多攝取營養素的好處絕對來得更多。所以不要對食品設太多限制，隨時留心每天攝取的蛋白質量才是實際的方式。

順帶一提，豆類也是蛋白質的攝取來源之一，納豆、豆腐、黃豆都可以，但有些人的體質會跟蛋白質之一的「凝集素」合不來。有這種狀況的人，建議改成以蛋白粉、大麻籽蛋白粉或大米蛋白粉來補充蛋白質。

在閱讀此書後，或許各位會充滿幹勁，抱持著「從今天開始改變飲食吧！」的決心。這是一件好事，但從我個人以及觀察別人的經驗來看，過度的企圖心有時候反而容易遭受挫折，也會因為抱有太高的期望，當成果不如預期時，很快一口氣失去所有幹勁。

聽起來有點弔詭，但根據我的個人觀察，如果想要認真去執行某一件事，最好不要有任何積極的動機。人類是會努力維持現狀的生物，當要創造新事物或是跳脫日常的行為時，下意識的反應通常是抗拒。比方說，明明奮發圖強想要認真學習英文，結果一坐下，腦袋就突然分心去想別的事，或是一邊想著「再讀下去會影響明天的狀態」、「今天身體狀況不好還是先休息好了」等藉口來拖延下定決心要做的事。

另外還有一種情況，是在開始之前就先以「這件事對我來說太困難了」、「現階段無法達成」的預設立場來為自己設下阻礙，最後將該做的事先擺一邊，毫無作為。如果是在這樣的情況下，為了避免心靈層面的動搖，立下**階段性的規則**可以有效改善。

「在達到〇〇的結果前，先做〇〇試試看吧。」像這樣明確制訂規則後，順其自然去實際執行並累積就好了。這樣的方式不會受到情緒高漲或低落而影響，隨時可以馬上著手進行。不需要一邊執行一邊評估好壞，而是持續不斷做某件事情來達到短期性的目標。至於結果好壞，擇日再做判斷即可。

當一件事情持續了半年，不管有沒有幹勁，這件事情都會成為習慣。回想當時我跟妻子一起在跟疾病奮鬥的時候，內心當然非常忐忑不安，但每天不斷蒐集、學習新的治療方法，也在不知不覺間成為我的生活習慣。與其終日忐忑沒有辦法治好我妻子的病，不如將擔心的時間用於摸索治療的方法上。

從表面來看，可能有人會認為我的反應太過冷淡，但就結果而言，如果光是情緒上的陪伴，而不去解決實際的問題，妻子可能到現在還是生活在苦痛之中吧。所以，適當劃分情感的界線吧！事事驚慌失措的人是無法拯救任何人的。

健康，必須從根本的觀念開始轉變

「我的身體狀況不是很好……」像這樣三番兩次找人訴苦，宛若將「身體不適」當成一件事情在炫耀的人到處都是。每次看診遇到這樣的患者，我都感到很不可思議，既然是經常發生、常態性的狀態，為什麼不採取行動去治好呢？

各位有聽聞過BDH（Being、Doing、Having）嗎？這句話是指，建構在根本的理想或思維（Being）上而執行的行動（Doing），最終將影響你成就了什麼樣的結果（Having）。

大多數的人遇到問題時都會著重在「我該怎麼做？」「是否有更好的方法？」等，想要知道如何「達到目標的方法」。然而，光擁有「達到目標的方法」沒有用，若是不從源頭（個人習慣）開始改變，只是一味模仿別人的做法，終究會回歸自身原本的習慣。

就好比說，怕麻煩的人若不改變怕麻煩的個性，要成就任何事情都非常困難。可能八字還沒一撇就先入為主認定「蒐集資料太麻煩了」、「這件事也沒有經過求證吧」而下意識抗拒，最後什麼事都沒有做之外，連哪些事情有把握、哪些沒有，都搞不太清楚。

也有很多人雖然抱著「我認真想要去做」的想法，但跟「真的認真去執行」的人，卻依然是天差地遠。若是問他們「你在什麼時間、吃了什麼、有出現什麼反應嗎？」這類需要具體回答的問題時，往往也只能得到「可能是～吧」般曖昧不明的答案。

習慣性放棄的人跟希望成功的人，在行為上也截然不同。前者雖然也會挑戰某些目標，但只要結果不如預期或過程不順利，便會開始賭氣生悶氣或是傷心不已，最後索性放棄。然而真心想要改善的人不是這樣的，即便遇到困難，也會不斷詢問「這樣是什麼意思？」「該怎麼做比較好？」「哪裡可以查到相關資料？」等不同問題，試圖找出答案。

如果今天不慎掉入水中，衣服被夾在岩石裡而身體動彈不得、快要滅頂時，你會怎麼做呢？想必寧可撕毀衣服也要奮力逃脫，哪怕身上有傷口也不以為意吧。人們在碰上討厭的事情時大概也是同樣的道理，會想方設法逃離現在的窘境。因此我有時候會想，那些眼前明擺著可以治療身體狀況的方法，卻始終不願意實踐的人，或許其實很滿意目前的狀況也說不定。

「都已經一把年紀了……」、「再活也沒幾年啦……」我在每天的診療中都會聽到許多次這樣的言語。然而，大家有想過嗎？除了年紀以外，還有其他很多導致身體變衰弱的原因。

你的飲食狀況良好嗎？平常有積極與他人互動嗎？是不是常常躺一整天不起來走動？……自己嘗試過後學習到的事物，跟單純被教導後接收到的事物，這兩者完全不同，若只選擇對自己有利的資訊，切割掉其他不同的建議，人生是不可能改變的。

對於不斷哭訴「最近身體狀況很糟糕」，卻在我提出「請減少攝取醣類」的建議之後激動反應「這種事做不到！」、採取強烈抗拒態度的患者，我也無能為力。醫師終究只能提供治療的方法，然而是否配合，卻只能取決於患者本人的意願。

隨著健康意識的抬頭，市面上充斥著越來越多「快速見效！」、「簡單步驟就能看到效果」的健康方式，從專業的醫學角度來看，這些都只是被效率神話洗腦，期待收穫比付出更多的幻想而已。很多人寧願大海撈針般持續尋找不存在的魔杖，也不願意腳踏實地去實踐確實有希望改善的事。一顆種子的萌芽、成長都需要時間，營養療法也是一樣，需要數個月的灌溉才能夠出現成果。

不要因為效率不好、看起來不會成功等片面判斷就不去實踐。打造健康的身體，跟科學家發明新事物一樣，都必須經歷嘗試與錯誤。可能跟從小的教育有關，我們在反省時通常會表現出失落的反應，認為反省是為了改變自己錯誤的行為。但其實反省並非負面的詞彙，而是一個思考「怎麼會失敗呢？」「什麼原因讓結果不如預期？」「下次可以怎麼做？」等的良好契機，如果能夠就此發現錯誤並改善，可以說是再幸運也不過的事。反過來說，如果只是因為不想要失敗，或是「不想換醫院」、堅持執行「跟大家一樣的療法」，就會和許多機會擦身而過。

人類某個程度上是透過自我否定、突破現狀來持續進化。不挑戰新的事物，就不會帶來更多成長。醫療也是如此，沒有哪種療法打從一開始就存在，都是經過不斷懷疑、摸索、驗證才得出的結論，但即便如此，也依然還不是百分之百的正確解答。因此，如果決定嘗試解毒飲食法，就應該抱持著「現在只是過程」的心態，持續在執行中一邊摸索一邊確認成果。

所謂的健康，最重要的其實不是外在的表現，更關乎內在的需求。生理和心理往往相輔相成，以肚子餓情緒變得焦躁來說，看起來是身體狀況影響了精神層面，但從另一個角度來看，也有可能是精神層面左右了身體狀況。怎麼說呢？假如你今天精力充沛、神清氣爽，那麼這些飢餓感對你來說，大概也不成問題吧。

說著「上了年紀也沒辦法……」的人，是否覺得健康與否都是命運的造化呢？你們知道馬來西亞的馬哈地首相已經九十三歲（二〇一九年六月時）了嗎？若在這個年紀就選擇放棄，你的下個世代也因此受到影響，認為人生到了這個階段就沒有指望。我們的生命並非只屬於個人的，我們的小孩也好、孫子也好，都在注視著我們的背影。所以請不要妄自菲薄，希望各位展現出的生活態度，都是能夠讓孩子們覺得未來充滿希望的模樣。

結語
人生的品質

我在讀書的時候，總是把一本書仔細翻閱好幾次，甚至不自覺在書上空白處加註「原來如此！」「這太厲害了！」的個人見解。

對每位作者來說最大的願望，大概就是將「想要傳達的內容」如實傳遞給讀者吧。哪怕多傳達一點點也好，我為此在撰寫每一字每一句時都再三仔細斟酌。這是我站在寫書的立場後才切身體會的心情。

「人生是有所謂品質的」如果要說我最希望透過這本書傳達給大家的，我想就是這句話了。在妻子病倒之後，這句話首次在我心底產生了實質的意義。

眼看著原本精神抖擻的妻子在半年內體重一口氣掉了九公斤，我在慌張與不捨之餘，也知道自己必須振作才行。我開始每週帶妻子去看兩間醫院的門診，鑽研氣功、心理學等各種領域的學術，並積極嘗試各種健康法、治療法。現在回過頭來看，當時幾乎是個看不見未來、身心俱疲的難熬時期。

身為營養療法先驅的溝口徹醫師及飯塚浩醫師，最初接觸營養療法也是為了幫助自己身邊親近的人。我剛開始研究營養療法的時候，還處於對實證醫學盲從的狀態，要不是因為妻子的關係，我根本無法想像飲食會對身體帶來多大的影響。

但事實勝於雄辯，自從我實行營養療法三個月之後，體重足足掉了八公斤、花粉症等問題不藥而癒，連長久以來一直困擾我的黑眼圈、肩膀痠痛也很快得到痊癒。我現在每天幾乎都可以順利進入深沉睡眠，而且情緒狀況變得非常穩定。

實際感受過令人難以置信的變化後，我迫不及待想要更了解其中的細節，開始參加國內舉辦的大大小小有關營養素的研討會，同時也大量蒐羅書籍，不管是舊的還是新的，只要是還在市面上流通的相關書籍，我都立刻買下來閱讀。

有一次參加某個研討會時，我承蒙當時主講醫生的介紹，很幸運有了和飯塚醫師談話的機會。那次談話可以說是我從一個獨自摸索的外行人，第一次真正踏入「營養療法」專業領域的契機。從那天起，每當休息時間，我都會以「可以向您請教剛剛提到的內容嗎……」當成開場白一直向飯塚醫師搭話，希望沒有造成他的困擾才好。

在開始學習營養療法後，我對造成妻子身體不適的元凶「麩質」有了更深一層的認識。不單如此，也理解到各種營養素在體內的反應變化，逐漸被不可思議且纖細的人體奧妙深深吸引。在這之後我有幸與許多醫生先進共同展開會議，持續鑽研這宛若奇蹟般的治療方法。並於二〇一八年時受到飯塚醫師的邀請，共同舉辦了演講活動。

演講當天，包含患者在內的許多來賓都特地撥空親臨參加，並在實踐演講的內容後，向我們回報他們身體的變化。

不只如此，家母也在進行營養療法後停止了所有的藥物，變得比以前更有精神。現年九十八歲的祖父也充滿朝氣，每天騎著自行車到鄰近城鎮去下將棋。而最重要的妻子，身體狀況也完全恢復到正常的狀態，笑容比過往更加開朗。

果然人生是有所謂品質的。

飲食及身體狀況的調節，連帶影響了健康的生活作息，並為人生帶來充實感。經過這次的經驗，我發覺到妻子人生品質下降的主因，也許並不單純是因為生病，而是對健康的漠視。我們夫妻倆深刻體會到身體潛藏著比想像中還要厲害的力量，並且邂逅了如何將其激發出來的方法，得到了至今為止前所未有的豐富感受。

可以邂逅至今沒有機會認識的人們，
可以挑戰至今為止各種放棄掉的事物，
可以用充實的心情度過每一天的生活。

最令我驚訝的是這樣的驚人轉變，並不是正向思考帶來的成果，而是由身體反應出平時攝取營養素的結果。沒有意志力，很難有健康的身體，但沒有了營養素，連精神都不會存在。營養蘊含著可以從根本改變人生的可能性，儘管還在摸索這條道路的途中，但我還是希望盡可能將我現階段努力學習到的有用情報彙整起來，傳達給更多人。

我想人都是為了在乎的人，才能夠持續努力下去。

希望各位在為了自身健康努力之餘，也可以成為幫助他人的力量。即使平凡如我，也為了治療妻子，陸續做出許多以前的我想像不到的事。想必各位一定也可以做到，衷心祈願大家的人生品質，能夠得到更好的提昇。

最後，對於本次書籍出版上提供許多協助的柳澤厚生醫師、飯塚浩醫師；幫忙與出版社牽線的木暮太一先生；整路陪伴著我的ACHIEVEMENT出版社的編輯白山裕彬先生；支持著牙科診所的各位工作人員，以及最摯愛的家族敬上最深的感謝。

參考文獻

第3章　禍從口入！從口腔辨識你的健康指數

Hearrell,R.F.Mental Response to Added Thiamine.Journal of Nutrition Vol.31 No.3 March 1946,pp.283-298

「分子栄養整合学概論（下巻）」金子雅俊著、分子栄養学研究所、2001 年

Edwards, T. and McBride, B. C.: Biosynthesis and degradation of methylmercury in human faeces. Na 3: 462-464, 1975.

http://www3.kumagaku.ac.jp/minamata/wp-content/uploads/2018/08/02_chronology. pdf

http://www.ousda.jp/cmsdesigner/data/entry/saisin_news/saisin_ news.03922.00000002.pdf

http://www.eiken.co.jp/modern_media/backnumber/pdf/2017_02/005.pdf

http://jams.med.or.jp/symposium/full/126068.pdf

https://www.keio.ac.jp/ja/press_release/2015/osa3qr000000ydi5-att/20150701_ yoshimura.pdf

第4章　實踐篇①　口腔先乾淨，營養素才進得去！

Shinichi Yachida *1,2, Sayaka Mizutani 3, Hirotsugu Shiroma3, Satoshi Shiba1, Takeshi Nakajima4, Taku

Sakamoto4, Hikaru Watanabe3, Keigo Masuda3, Yuichiro Nishimoto3, Masaru Kubo3, Fumie Hosoda1, Hirofumi Rokutan1, Minori Matsumoto4, Hiroyuki Takamaru4, Masayoshi Yamada4, Takahisa Matsuda4, Motoki Iwasaki5, Taiki Yamaji5, Tatsuo Yachida6, Tomoyoshi Soga7, Ken Kurokawa8, Atsushi Toyoda9, Yoshitoshi Ogura10, Tetsuya Hayashi10, Masanori Hatakeyama11, Hitoshi Nakagama12, Yutaka Saito4, Shinji Fukuda7, 13-15, Tatsuhiro Shibata1,16, Takuji Yamada3,15 Metagenomic and metabolomic analyses reveal distinct stage-specific phenotypes of the gut microbiota in colorectal cancer.2019

Horiuchi M, Yamamoto T, Tomofuji T, Ishikawa A, Morita M, Watanabe T.Toothbrushing promotes gingival fibroblast proliferation more effectively than removal of dental plaque. Journal of Clinical Periodontology. 2002; 29(9):791-795.

Tomofuji T, Morita M, Horiuchi M, Sakamoto T, Ekuni D, Yamamoto T, Watanabe T.The effect of duration and force of mechanical toothbrushing stimulation on proliferative activity of the junctional epithelium. Journal of Periodontology. 2002; 73(10):1149-1152.

Sakamoto T, Horiuchi M, Tomofuji T, Ekuni D, Yamamoto T, Watanabe T. Spatial extent of gingival cell activation due to mechanical stimulation by toothbrushing. Journal of Periodontology. 2003; 74(5):585-589.

Tomofuji T, Ekuni D, Yamamoto T, Horiuchi M, Sakamoto T, Watanabe T. Optimum force and duration of toothbrushing to enhance gingival fibroblast proliferation and procollagen type I synthesis in dogs. Journal of Periodontology. 2003; 74(5):630-634.

Yamamoto T, Tomofuji T, Ekuni D, Sakamoto T, Horiuchi M, Watanabe T. Effects of toothbrushing frequency on proliferation of gingival cells and collagen synthesis. Journal of Clinical Periodontology. 2004; 31(1):40-44.

Tomofuji T, Kusano H, Azuma T, Ekuni D, Yamamoto T, Watanabe T, Kishimoto T. Gingival cell proliferation induced by use of a sonic toothbrush with warmed silicone rubber bristles. Journal of Periodontology. 2004; 75(12):1636-1639.

Tomofuji T, Yamamoto T, Sakamoto T, Ekuni D, Watanabe T. Gingival cell responses to sonic or oscillating/rotating electric toothbrushes. International Journal of Oral Health. 2004; 1:11-15.

Ekuni D, Yamamoto T, Yamanaka R, Tomofuji T, Watanabe T. Beating stimulation promotes proliferative activity in rat gingival cells. Dentistry in Japan. 2005; 41:89-94.

Kusano H, Tomofuji T, Azuma T, Sakamoto T, Yamamoto T, Watanabe T.Proliferative response of gingival cells to ultrasonic and/or vibration toothbrushes. American Journal of Dentistry. 2006; 19(1):7-10.

Sakamoto T, Horiuchi M, Tomofuji T, Ekuni D, Yamamoto T, Watanabe T. Spatial extent of proliferation of oral sulcular epithelium by toothbrushing. International Journal of Oral Health. 2006; 3:33-37.

Tomofuji T, Sakamoto T, Ekuni D, Yamamoto T, Watanabe T. Location of proliferating gingival cells following toothbrushing stimulation. Oral Diseases. 2007; 13(1):77-81.

Ekuni D, Tomofuji T, Tamaki N, Sanbe T, Azuma T, Yamanaka R, Yamamoto T, Watanabe T. Mechanical stimulation of gingiva reduces plasma 8-OHdG level in rat periodontitis. Archives of Oral Biology. 2008; 53(4):324-329.

Ekuni D, Yamanaka R, Yamamoto T, Miyauchi M, Takata T, Watanabe T. Effects of mechanical stimulation by a powered toothbrush on healing of periodontal tissue in rat model of periodontal

https://www.hosp.tohoku.ac.jp/pc/img/tyuuou/nst_do.pdf

file:///Users/ogakiyuichiro/Downloads/kai20080417sfc_116.pdf

https://www.hosp.tohoku.ac.jp/pc/img/tyuuou/nst_do.pdf

file:///Users/ogakiyuichiro/Downloads/kai20080417sfc_116.

pdf http://www.tokyo-eiken.go.jp/files/top/28yuudokusyokubutu.pdf

https://www.city.aizuwakamatsu.fukushima.jp/docs/2014042500051/files/ yuudokusyokubutu.pdf

https://cleanup.jp/kitchen-academy/pdf/04/04-4.pdf

https://www.mhlw.go.jp/stf/seisakunitsuite/bunya/kenkou_iryou/shokuhin/syokuchu/ poison/index.html

Kubo KY, Kotachi M, Suzuki A, Iinuma M, Azuma K. Chewing during prenatal stress prevents prenatal stress-induced suppression of neurogenesis, anxiety-like behavior and learning deficits in mouse offspring. International Journal of Medical Science, 15, 849-58, 2018.

第5章　實踐篇②　打造最強排毒力的解毒飲食法

https://www.amed.go.jp/news/release_20190124-01.html

https://www.mhlw.go.jp/content/10901000/000491509.pdf

https://www.mhlw.go.jp/file/06-Seisakujouhou-11130500- Shokuhinanzenbu/0000148493.pdf

https://www.env.go.jp/council/14animal/y143-17/ext01.pdf

http://www.maff.go.jp/j/syouan/tikusui/siryo/pdf/chikusan.pdf

http://www.maff.go.jp/j/chikusan/kikaku/pdf/130327_meguji_sepa3.pdf

https://www.pref.chiba.lg.jp/lab-chikusan/chikusan/kenkyuujouhou/documents/35p77. pdf

https://www.mhlw.go.jp/file/06-Seisakujouhou-11130500- Shokuhinanzenbu/0000148493.pdf

https://www.fsc.go.jp/sonota/kikansi/36gou/36gou_4.pdf

file:///Users/ogakiyuichiro/Downloads/kai20130403pr1_130.pdf

http://www.maff.go.jp/j/syouan/nouan/hiryou/riyousaikai.html

https://www.newsweekjapan.jp/stories/world/2018/10/post-11038.php?fbclid=IwAR3 mLBUjywUGSOYcFPeV
OZfnVtIz5lfRBsGvNVl3P-KL3DM22R0dO3VZJtw

file:///Users/ogakiyuichiro/Downloads/2016-08-children-grams-added-sugars-daily. pdf

https://www.juntendo.ac.jp/graduate/pdf/news03.pdf file:///Users/ogakiyuichiro/Downloads/GL2013-03.pdf

http://care.diabetesjournals.org/content/early/2019/04/10/dci19-0014

https://www.thelancet.com/journals/lancet/article/PIIS0140-6736(17)32252-3/fulltext

http://promea2014.com/blog/?p=7870&fbclid=IwAR0Jhmya9Q8fQC2CUjvtI- slsUq6TPAj27yMhIJ_yNbSjv6_wwKIOEDTCbY

http://care.diabetesjournals.org/content/early/2019/04/10/dci19-0014

https://www.rizap.jp/concept/images/health/epidemiology_poster26.pdf

https://www.yakult.co.jp/healthist/215/img/pdf/p20_23.pdf

http://care.diabetesjournals.org/content/diacare/early/2019/04/10/dci19-0014.full.pdf

http://www.sci.u-hyogo.ac.jp/life/molbio/KOKAI.pdf

https://www.jstage.jst.go.jp/article/nskkk1995/46/11/46_11_704/_pdf

http://www.nishiizu.gr.jp/intro/conference/h28/conference-28_17.pdf

http://www.applied-therapeutics.org/pdf/2015V6N2/2015V6N2_P4153.pdf

http://www.peg.or.jp/lecture/enteral_nutrition/04-03.pdf

http://www.chugaiigaku.jp/upfile/browse/browse1555.pdf

https://www.jstage.jst.go.jp/article/jsnfs1949/20/5/20_5_416/_pdf/-char/ja

http://www.ejim.ncgg.go.jp/pro/overseas/c03/16.html

https://www.kegg.jp/medicus-bin/japic_med?japic_code=00012998

https://www.kenkou-club.or.jp/kenko_yogo/m_01.jsp

http://www.osaka-eiyoushikai.or.jp/whats_new/pdf/wn_112.pdf

http://www3.nagasaki-joshi.ac.jp/disclosure/article/ar40/ar40-12.pdf

台灣廣廈 國際出版集團
Taiwan Mansion International Group

國家圖書館出版品預行編目（CIP）資料

不生病的解毒飲食法：吃錯了，就像吃進「毒」！ 諾貝爾獎得主提倡的營養療法實踐版，全球30萬醫生推崇的飲食奇蹟 / 小垣佑一郎著；彭琬婷譯. -- 初版. -- 新北市：蘋果屋, 2020.10
面； 公分
ISBN 978-986-99335-3-7（平裝））
1.食療 2.營養 3.健康飲食

418.91　　109012930

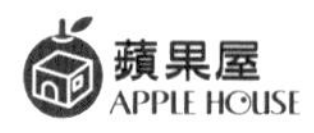

不生病的解毒飲食法

吃錯了，就像吃進「毒」！ 諾貝爾獎得主提倡的營養療法實踐版，全球30萬醫生推崇的飲食奇蹟

作　　者／小垣佑一郎
譯　　者／彭琬婷
編輯中心編輯長／張秀環・**編輯**／蔡沐晨
封面設計／何偉凱・**內頁排版**／菩薩蠻數位文化有限公司
製版・印刷・裝訂／東豪印刷有限公司

行企研發中心總監／陳冠蒨
媒體公關組／陳柔彣
整合行銷組／陳宜鈴
綜合業務組／何欣穎

發 行 人／江媛珍
法律顧問／第一國際法律事務所 余淑杏律師・北辰著作權事務所 蕭雄淋律師
出　　版／蘋果屋
發　　行／蘋果屋出版社有限公司
地址：新北市235中和區中山路二段359巷7號2樓
電話：（886）2-2225-5777・傳真：（886）2-2225-8052

代理印務・全球總經銷／知遠文化事業有限公司
地址：新北市222深坑區北深路三段155巷25號5樓
電話：（886）2-2664-8800・傳真：（886）2-2664-8801
郵政劃撥／劃撥帳號：18836722
劃撥戶名：知遠文化事業有限公司（※單次購書金額未達500元，請另付60元郵資。）

■出版日期：2020年10月
ISBN：978-986-99335-3-7　　